재활 노트

임상 검사 포켓 가이드

역자 김 성 현 외

REHAB Notes

A Clinical Examination Pocket Guide

Ellen Hillegass, PT, PhD

영 문 출 판 사

■ 옮긴이(가나다 순)

김성현 러스크 분당병원재활의학과 과장
김성호 신구대학 물리치료과 교수
김종만 서남대학교 물리치료학과 교수
김효철 원광디지털대학교 한방미용예술학과 교수
문상은 마산대학 물리치료과 교수
엄기매 여주대학 물리치료과 교수

Rehab Notes A Clinical Examination Pocket Guide

by Ellen Hillegass, PT, PhD

재활 노트 임상 검사 포켓 가이드

2010년 5월 14일 초판인쇄
2010년 5월 20일 초판발행

지은이 : Ellen Hillegass, PT, PhD
옮긴이 : 김 성 현 외
발행인 : 박 병 조
발행처 : 도서출판 영문출판사
등 록 : 1987년 12월 21일 제2-419호
주 소 : 서울시 강남구 삼성동 69-1
전 화 : (02)514-5590, 776-5590
팩 스 : (02)756-8943
E-mail : yeongmunsa@empal.com
정 가 : 16,000 원
ISBN 978-89-7224-228-4 93510

• 파본은 교환해 드립니다.

항상 곁에 두고 찾아보는...

재활 노트

임상 검사 포켓 가이드

역자 김 성 현 외

Always at your side...

Rehab Notes

A Clinical Examination Pocket Guide

Ellen Z. Hillegass

- ✔ 평가 도구
- ✔ O_2 및 보조 환기표
- ✔ 비정상적인 임상검사 수치 및 원인
- ✔ 결과 측정 및 용어
- ✔ 자세 및 보행 평가
- ✔ 인지, 혼수 및 의식 상태 척도
- ✔ 운동 검사

영 문 출 판 사

목차

환자 병력

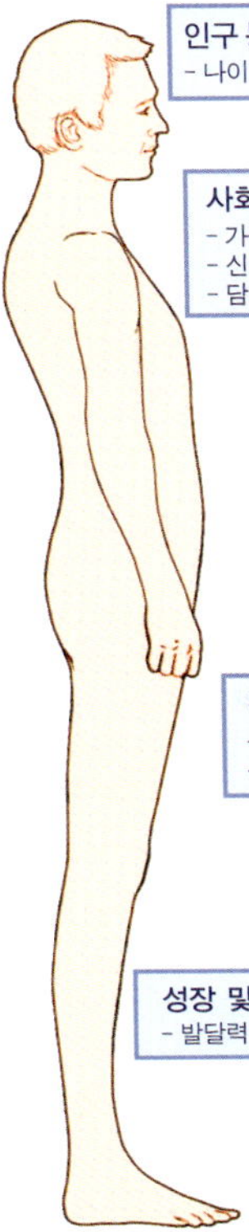

인구 통계
- 나이, 성별, 인종, 민족성

전반적 건강 상태
- 자신 스스로 또는 가족의 지지
- 기억/우울/걱정
- 이동성

사회력/건강 습관
- 가족 자원
- 신체적 건강
- 담배/음주/약물 사용

주소
- 현재의 문제/의뢰 사유
- 발병일 및 증상 기술

가족력

병력/수술력
- 동반 질환
- 이전 입원력 및 수술력

직업/여가 활동
- 현/전 직업
- 레크리에어션 활동

약물
- 현재 투여 약물
- 알레르기

기능적 상태/활동 수준
- 개인 위생 및 일상생활 활동에서의 현/전 상태

성장 및 발달
- 발달력

다른 임상 검사
- 진단적 임상병리검사

가정 환경
- 퇴원 후 거주지
- 생활 환경: 계단 등
- 사용 가능한 보조 도구 및 장비

주소 및 증상

- 증상 발생 시점의 기술
- 증상 지속 기간
- 증상 악화 요인
- 증상 완화 요인
- 관련 증상

일반 인구 통계

- 나이:
- 성별:
  - 남성
  - 여성
- 인종:
  - 백인종
  - 흑인종
  - 히스패닉
  - 황인종
  - 기타
- 주 언어:
  - 영어
  - 스페인어
  - 불어
  - 독일어
  - 일어
  - 중국어
  - 기타
- 교육 수준:
  - 고졸,
  - 대졸
  - 대학원졸

사회/환경력

- 가족/보호자
- 사회적 지원
- 거주 환경
  - 단독 주택
  - 아파트/콘도미니엄
  - 실버 타운
  - 요양 시설
  - 너싱 홈
  - 기타
- 퇴원 시 거주지
  - 동일
  - 기타
- 사회적 습관:
  - 음주 여부 : 예 아니오 ("예"의 경우 ________ 회/1주)
  - 흡연 여부 : 예 아니오 ("예"의 경우 ________ 갑/1일)
  - "아니오"의 경우 이전에 흡연 여부 : 예 아니오
  - "예"의 경우 하루 ______ 갑, ______ 년 동안 흡연
  - 불법 마약 사용 여부 ____________________________
- 신체적 건강: 규칙적 운동 예 아니오

직업

- 현재 고용 여부: 예 아니오
- 상근/비상근/기타
- 직업:
- 은퇴 여부: 예 아니오
- 은퇴한 경우 이전 직업:
- 여가 활동: 목록

____
____
____
____
____

전병력 (수술력 포함)

- 이전 입원력
- 이전 수술력
- 이전 내과적 문제
- 다음 질환의 병력
  - 심혈관계
  - 내분비계 및 대사
  - 소화기계
  - 비뇨기계
  - 부인과
  - 피부과
  - 근골격계
  - 신경근계
  - 산과
  - 정신과
  - 호흡기계

가족력

- 심혈관 질환(협심증, 심장마비, 뇌졸중, 심부전, 말초혈관 질환)의 가족력 ____________
  - 초기 진단 시 나이 ____________
- 당뇨의 가족력 ____________
- 암의 가족력? 어떤 종류의 암? ____________
- 기타 가족력 ____________

기능적 상태

- 개인 위생 및 일상 생활 활동의 현/전 상태
- 일
- 독립성
- 개인 위생 및 일상 생활 활동에서 도움을 요함
- 의존성

약물

- 현 상태에 대한 약물
- 기타 상태에 대한 약물

위험 인자의 평가: 낙상, 심장질환, 호흡기질환, 깊은정맥혈전 및 피부질환

낙상의 위험 인자

노화	약물
근 위약 균형 감각 감퇴 고유수용감각 및 감각 손상 근육 반응 시간의 지연	항고혈압제 안정제-수면제 항우울제 항정신제 이뇨제 마약성진통제 4가지 이상의 약물 사용
환경적 요소	**질환**
어두운 조명 작은 양탄자, 카페트 철사/코드 묶음 손잡이 없는 계단 손잡이 없는 욕조 미끄러운 바닥 활동제한 신발(슬리퍼) 알콜	알뜰 질환 기립성 저혈압(특히, 아침 식사 전에) 신경병증 골관절염 골다공증 시각 또는 청각 장애 심혈관 질환 요실금 중추신경계 질환(뇌졸중, 파킨슨씨병, 다발성 경화증)
기타	
노인 학대/폭행 보행불능 상태 보행 변화(보폭 또는 속도의 감소) 자세 불안정 낙상에 대한 두려움	

심질환의 위험인자

심혈관질환의 위험인자	주(major)=** 부(minor)=*	존재 = + 부재 = - 가족력 = Fam
혈압, 수축기 > 140, 이완기 > 90	**	
흡연 (하루에 피우는 담배 개피수 (ppd) × 피운 햇수(yr))	**	
콜레스테롤 상승, 총 콜레스테롤 > 200, 저밀도 지방단백질 > 160 및 심혈관 질환 없음 *또는* 저밀도 지방단백질 > 100, 심혈관 질환 동반 HDL 남성 < 40, 여성 < 50	**	
비활동적인 삶의 방식	**	
가족력 (1명 이상의 부모가 < 60세 이전에 심장동맥질환, 심근 경색, 뇌졸중 진단)	**	
당뇨	**	
스트레스 (분노/적대감)	*	
나이 (고령)	*	
비만 또는 체질량지수 상승	*	
성별 (남성 또는 폐경 후 여성)	*	
중성지방 상승 > 150	*	

폐질환의 위험 인자

폐질환의 위험 인자	존재(+) / 부재(−)
흡연(하루에 피우는 담배 개피수 × 피운 햇수)	
직업적/환경적 노출	
독성 연기 : 염소, 화학물질, 포름알데히드, 종묘 화학물질 등	
먼지: 목공일, 석면, 석탄, 이산화규소	
천식의 가족력	
알파-$_1$ 항트립신 결핍	
후천성 면역결핍증(AIDS)/ 급성 성인성 호흡곤란 증후군(ARDS)	

피부 파괴의 위험 인자

- 절단
- 울혈성 심부전
- 당뇨
- 영양실조
- 신경근 기능 이상
- 비만
- 말초 신경 침범
- 다발성신경병증
- 기존의 반흔
- 척수 침범
- 수술
- 혈관성
- 정신변화/혼수
- 활동 수준 감소
- 감각 저하
- 부종
- 염증
- 허혈
- 통증

깊은정맥혈전증의 증상	폐색전의 증상
하지 부종	숨가쁨
하지 온열감 및 발적	심호흡 시 가슴통증
기립 및 보행 시 나타나는 통증	객혈; 선조/소량

평가

깊은정맥혈전증의 위험 인자

깊은정맥혈전증은 다음의 사람에서 호발:

- > 40세 이상의 나이
- 지속된 침상 안정 (부동)
- 주요 손상 및 마비
- 수술, 특히 하지 관절 또는 골반
- 암 및 암 치료
- 장거리 여행: 지속된 부동
- 임신/출산: 호르몬 변화에 기인; 출산 직후 위험이 가장 높음
- 에스트로젠을 포함한 피임약 사용
- 호르몬 대체 요법
- 다른 혈액 순환 및 심장 문제

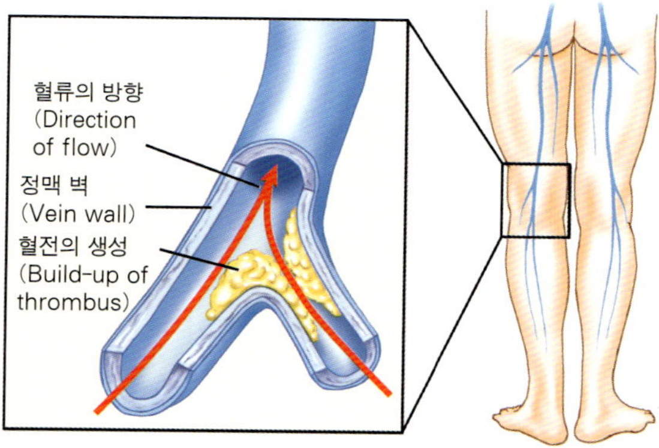

깊은정맥혈전증
(Deep vein thrombosis)

계통적 조사

심혈관/폐	정상 (NL)	이상 (ABN)
안정 시 혈압(<140/90)		
안정 시 박동수(<100 회/분)		
안정 시 호흡수(<16 회/분)		
부종 ■ 양측성 ■ 편측성		
피부		
유연성(질감)		
반흔 형성의 존재		
피부 색		
피부 보존 상태		
근골격계 정상 관절운동범위 및 근력		
전반적 관절운동범위 상지		
하지		
전반적 근력 상지		
하지		
대칭성		
신장		
체중		
체질량지수		

(다음 페이지 본문 계속)

계통적 조사 *(계속)*

신경근	**정상 (NL)**	**이상 (ABN)**
전반적 협응 동작		
균형 ■ 좌위 시		
■ 기립 시		
보행		
운동		
이동		
위치 변화		
운동 기능/운동 조절		
위장관/비뇨기 ■ 작열감, 설사, 구토, 복통		
■ 월경 문제, 임신		
■ 삼킴 문제		
■ 방광 문제		
의사소통/감정/인지/언어/학습 방식		
필요한 것을 알리는 능력		
의식		
기대되는 감정적/행동적 반응		
선호/교육의 필요성/장애물을 배우기		
지남력 (사람, 장소, 시간)		
일반		
원인 불명의 체중 감소 또는 증가		
발열, 오한, 피로		

검사 및 측정: 추가 평가를 요하는 계통적 조사 부위 (해당 표 참조)

심혈관 및 호흡기

- 유산소 용량/지구력 검사
  - 일상생활동작 수행시의 기능적 능력
    - 표준화된 운동 검사 프로토콜
      - 6분 보행 검사
- 운동 또는 활동 시 증가되는 산소 요구량에 대한 반응 시 심혈관 증후 및 증상
  - 심박동수, 리듬, 심음
  - 혈압, 동맥압, 혈류 (도플러 초음파)
  - 활동 시 지각되는 노력
  - 협심증, 파행 검사
- 운동 또는 활동시 증가되는 산소 요구량에 대한 반응시 호흡기 증후 및 증상
  - 호흡곤란
  - 산소 포화도
  - 환기 양상,
  - 청색증, 가스 교환, 가스 분석
- 자율신경계 반응, 중추 및 말초 압력을 포함한 체위 변경에 대한 생리적 변화
- 호흡기 증후 및 증상
  - 기도 보호
  - 호흡 및 음성
  - 호흡수, 리듬 및 양상
  - 환기량 및 환기력
  - 기도 청소 평가

신경근

- 뇌 및 말초 신경
- 동력측정기
- 특정 근육 검사
- 흉곽 출구 증후군 검사

(다음 페이지 본문 계속)

신경근 *(계속)*

- 신경 자극에 대한 반응
- 긴장도 검사
- 척추 동맥 압박
- 자극에 대한 반응 (청각, 미각, 후각, 인두, 알뜰, 시각)
- 뇌 및 말초 신경의 감각 분포
- 구별 검사
- 촉각 검사
- 거친 감각 대 가벼운 감각
- 한랭 대 온열 검사
- 압력/진동 검사
- 손재주, 협조, 민첩성 검사
- 전기신경근검사
- 손 기능: 소운동 & 대운동, 손재주
- 움직임 패턴의 시작, 변형 및 조절
  - 발달 척도
  - 움직임 평가 검사 도구
  - 자세 변화 검사
- 근골격
- 관절 온전성 및 이동성
- 불안정성, 압박 및 신연 검사
- 전위, 활공, 충돌, 전단, 내반/외반 부하 검사
- 관절 움직임
- 근력, 근지구력 검사
- 근 장력(촉진)
- 근 길이, 연부 조직 신장력 및 유연성 검사
- 자세 평가
- 피부
- 외상을 초래하거나 감소시키는 활동, 위치, 자세
- 피부에 외상을 초래하거나 감소시키는 기구/장비의 평가
- 피부 특징
  - 수포
  - 피부염
  - 모발 성장
  - 피부 가동성
  - 손톱/발톱 성장
  - 온도, 질감, 긴장도

신경근 *(계속)*

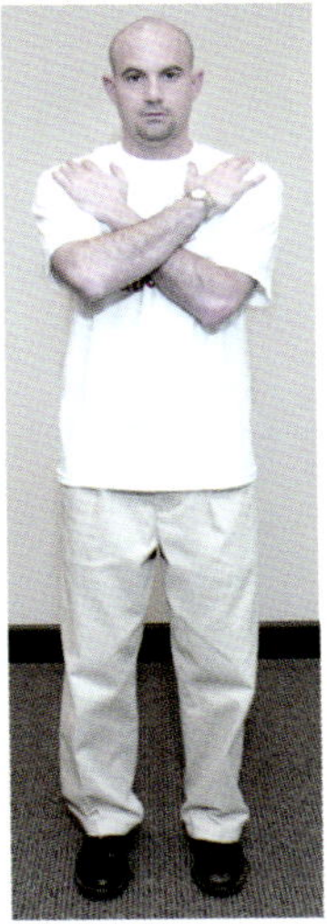

기립시 균형 검사. 환자는 움직이거나 흔들리지 않고
자세를 유지해야 함

신경근 (계속)

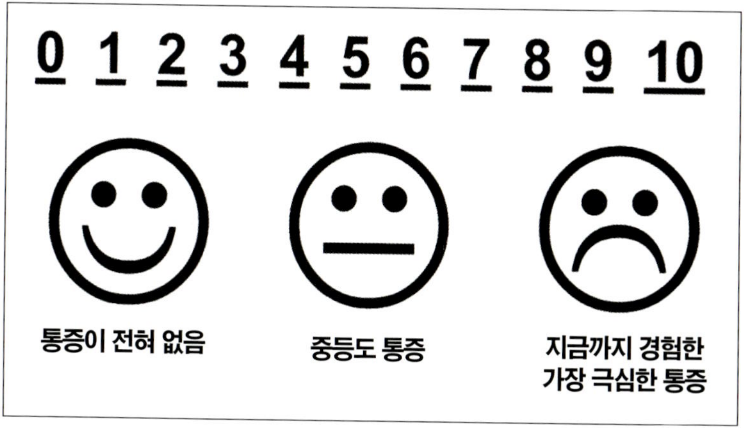

Pain Assessment. (출처: Meyers E. RNotes: Nurse' s Clinical Pocket Guide. Philadelphia, F.A. Davis Co., 2003, p. 29.)

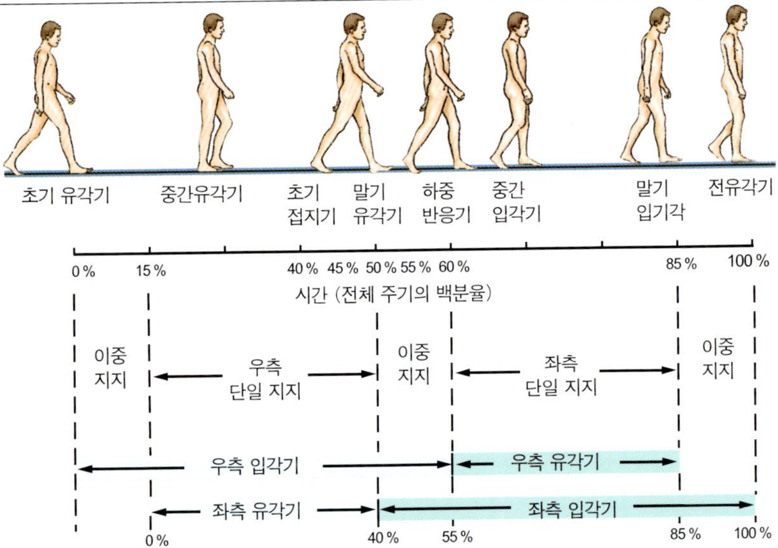

초기 유각기
중간유각기
초기 접지기
말기 유각기
하중 반응기
중간 입각기
말기 입기각
전유각기
0 %
15 %
40 %
45 %
50 %
55 %
60 %
85 %
100 %
시간 (전체 주기의 백분율)
이중 지지
우측 단일 지지
이중 지지
좌측 단일 지지
이중 지지
우측 입각기
우측 유각기
좌측 유각기
좌측 입각기
0 %
40 %
55 %
85 %
100 %

보행.

의사 소통

예 아니오

감 사 합 니 다

켜 주시길
바랍니다

켜다 끄다

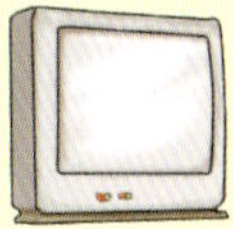

나는 _ 이 필요합니다

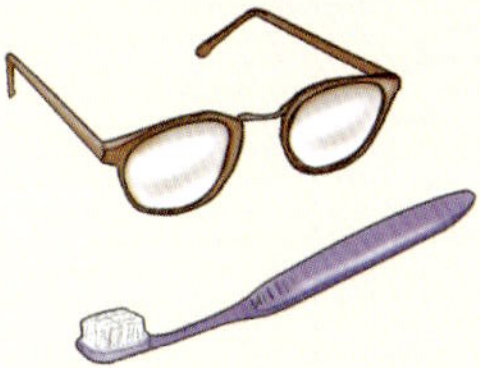

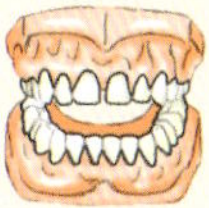

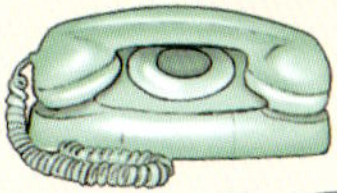

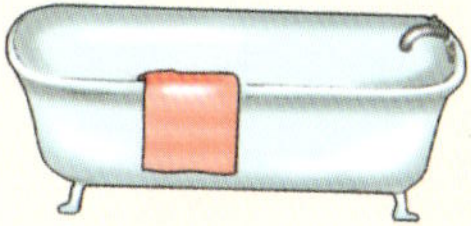

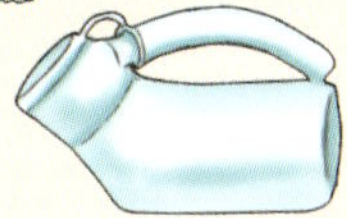

비언어적 의사소통

기능적 평가 및 장애 용어

정의	
독립적	혼자서 단서없이 안전하게 일을 지속적으로 수행할 수 있음
감독	만일에 대비하여 팔이 닿을 거리에 사람이 필요; 도움을 필요로 할 가능성이 적음
밀접한 보호	환자를 접촉하지는 않지만 손을 들고 도울 준비를 하는 사람이 필요; 도움을 필요로 할 가능성이 어느 정도 있음
최소 도움	환자가 **대부분**의 활동을 도움 없이 완전히 수행
중등도 도움	환자가 도움 없이 **일부** 활동을 완전히 수행
최대 도움	어떤 활동도 전적인 도움없이는 수행하지 못함

균형 정의: 앉은 자세 또는 선 자세	
정상	최대로 방해에도 자세를 유지
좋음	중등도 방해에도 자세를 유지
보통	지지 없이 자세를 유지; 잠시 동안
나쁨	도움을 시도; 자세 유지를 위해 도움을 요함
없음	자세 유지를 위해 돕는 것이 불가능

기능적 검사		도움
침상 이동성	측면 구르기	
	침대 위/아래로 이동하기	
이동	바로 누운 자세 ↔ 선 자세 ↔ 앉은 자세	
	앉은 자세 ↔ 선 자세	
	선 자세에서 돌아 앉기	
	의자차 ↔ 변기	
	의자차 ↔ 욕조	
균형	앉은 자세	
	선 자세	
	동적	
보행	보조 기구 사용	
	보조 기구 없이	

모든 사람에 대한 특별 고려사항:

침상안정의 효과

↓최대 산소 소모량
↓혈장 용적
↓적혈구질량
↓1회 박출량
↓최대 운동시 심박출량
↓근육의 산화능
↓기립 내성
↓혈관운동 기능
↓내열성
↓골격근에서의 질소 평형

근 위축
↓근 긴장도
↓근 지구력
골 탈광화
↓인슐린 민감성
↓탄수화물 내성
↑혈청 지질
면역계 기능 변화
↑신장 감염, 깊은정맥혈전증, 수면 장애 가능성

노화의 영향
(신체 기능에 대한 영향)

↓최대 산소 소모량	↓80세까지 20~30%
↓심장지수	↓80세까지 20~30%
↓최대 호흡량	↓40%
↓간/신장 기능	↓40%~50%
↓골밀도	↓남성에서 15%, 여성에서 30%
↓근력	↓20%~30%
↓관절 유연성	↓20%~30%
↓내분비 기능	↓40%
↓척수 축삭의 수	↓37%
↓신경 전도 속도	↓10%~15%

암의 조기 경고 증후(미국 암 학회)

- 배변 및 배뇨 습관의 변화
- 6주 동안 낫지 않는 욕창
- 특이한 출혈 또는 배설물
- 유방 등에서 두껍게 또는 덩어리로 촉진되는 부분
- 소화불량 또는 삼킴장애
- 사마귀나 모반의 확연한 변화
- 지속되는 기침이나 쉰소리
- 몸쪽 근위약
- 깊은힘줄반사의 변화

다른 선별진단의 단서:

- 암의 이전 개인력
- 최근 1개월 이내 4.5 kg 이상의 체중 감소
- 휴식이나 자세 변화로 호전되지 않는 지속적인 통증
- 야간 통증
- 새로운 신경학적 증상의 발생
- 림프절의 수, 모양, 압통여부, 경도의 변화, 무통성으로 1군데 이상 존재
- 원인미상의 가슴, 유방, 겨드랑, 어깨통증을 지닌 여성

암의 종류

종류	원인/위치
샘암종(Adenocarcinoma)	샘조직
암종(Carcinoma)	상피조직
신경아교종(Glioma)	뇌, 지지 조직, 척수
백혈병(Leukemia)	혈액 생성 세포
림프종(Lymphoma)	림프 세포
흑색종(Melanoma)	색소 세포
골수종(Myeloma)	형질세포
육종(Sarcoma)	중간엽 세포

암의 병기 (TNM)

T=종양, N=림프절, M=전이

T	N	M
T1 = 작고, 국한됨	N0 = 다른 부위 침범 없음	M0 = 전이 없음
T2-T3 = 중간	N1-3 = 중등도 침범	M1 = 전이
T4 = 큼	N4 = 광범위한 침범	

당뇨 평가

특징	Type 1	Type 2
발병시기	아동기 또는 청소년기	성인기, >40세 이상
원인	랑게르한스섬의 베타 세포에 의한 인슐린 생성의 부족 또는 결핍	인슐린 생성의 부분적 감소 또는 인슐린에 대한 조직의 예민도 감소
치료	인슐린 의존성	비인슐린 의존성, 식이요법, 운동, 체중 감량으로 조절 가능

2005년 미국에서 성별에 따른 암 발생 주요 10부위

남성 부위	%	%	여성 부위
전립신	33%	32%	유방
폐 및 기관지	13%	12%	폐 및 기관지
큰창자 및 곧창자	10%	11%	큰창자 및 곧창자
방광	7%	6%	자궁 몸통
피부 흑색종	5%	4%	비-호지킨 림프종
비-호지킨 림프종	4%	4%	피부 흑색종
콩팥 및 콩팥깔대기	3%	3%	난소
백혈병	3%	3%	갑상샘
구강 및 인두	3%	2%	방광
이자	2%	2%	이자
기타 부위	17%	21%	기타 부위

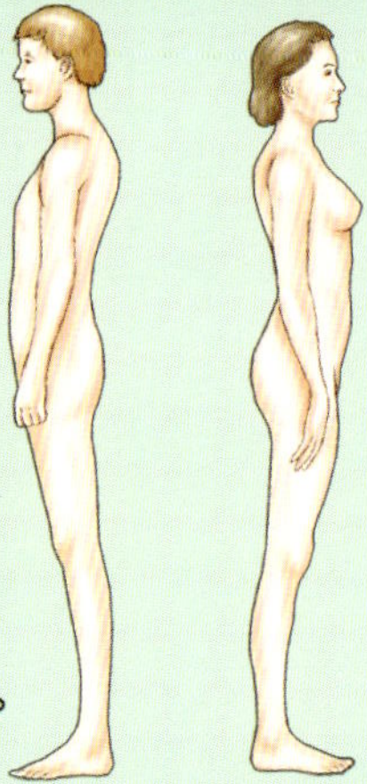

2005년 미국에서 성별에 따른 암 사망 주요 10부위

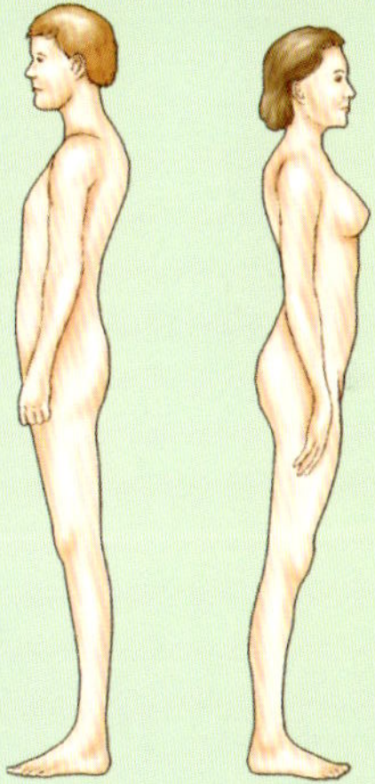

폐 및 기관지	31%
전립선	10%
큰창자 및 곧창자	10%
이자	5%
백혈병	4%
식도	4%
간 및 간내담관	3%
비-호지킨 림프종	3%
방광	3%
콩팥 및 콩팥깔대기	3%
기타 부위	24%

27%	폐 및 기관지
15%	유방
10%	대장 및 직장
6%	난소
6%	이자
4%	백혈병
3%	비-호지킨 림프종
3%	자궁 몸통
2%	다발성 골수암
2%	뇌 및 기타 신경계
22%	기타 부위

저혈당의 증후 및 증상

아드레날린성 증후 및 증상	신경학적 증후 및 증상
위약	두통
발한	저체온
빠른맥	시각 장애
두근거림	정신 지체
떨림	혼돈
초조	기억 상실
과민	발작
구강 및 손가락 저림	혼수
공복감	
오심	
구토	

신체적 학대의 증후

노인에서의 신체적 학대의 증후 및 증상:

- 멍, 눈 주위 멍, 채찍 자국, 자상, 줄 자국
- 골절, 머리뼈 골절
- 다양한 회복 단계에 있는 개방성 창상, 자상, 자창(punctures)
- 염좌, 탈골, 내부 손상 및 출혈
- 부서진 안경 및 안경테, 체벌을 받은 신체적 증후, 감금 당한 증후
- 약물 과다 복용 또는 처방된 약물 미복용의 임상병리검사 소견
- 구타 및 학대의 증언
- 행동의 갑작스러운 변화
- 노인 단독 면담 요청 시 보호자의 거부

아동 및 청소년 신체적 학대의 증후:

- 설명되지 않는 화상, 자상, 멍, 채찍 자국
- 물린 흔적
- 반사회적 행동
- 학교생활에서의 문제
- 어른에 대한 공포
- 약물 및 음주 남용
- 자학 또는 자살
- 우울 또는 올바르지 못한 자아상

감정적 학대의 증후:

- 무감동
- 우울증
- 적개심
- 집중력 결여
- 섭식 장애
- 성 행위에 관한 부적절한 관심 또는 지식
- 유혹
- 성에 관련된 것의 기피 또는 스스로의 성기 및 신체의 거부
- 악몽 및 야뇨증
- 식욕의 급격한 변화
- 지나친 순종 또는 공격성
- 특정인 또는 가족 구성원에 대한 공포
- 회피, 은밀함 또는 우울
- 자살 행동
- 자해
- 약물 남용
- 도피
- 억압된 행동
- 놀이 시 산만함
- 공격성

영양 요구량 평가

% 표준 체중 ____________ 체질량 지수 ____________

체중 변화: 경도 ____________ 중등도 ____________

중도 ____________

측정 가능한 임상병리결과: 알부민 ____________ 콜레스테롤: ____________ 혈당 : ____________

가능한 약물/영양소 반응? ____________

____

해설/평가 ____________

____

영양 요구량 평가(계속)

영양 문제를 암시하는 지표	Yes	No
심한 체중 변화 (지난 1년간 4.5kg 이상)		
간헐적 또는 지속적인 스테로이드의 사용		
체질량 지수 >30% 이상의 변화		
최근 식습관의 변화		
음식물 절제		
음식물 알레르기		
치아 문제:		
씹기		
삼킴		
소화		
변비/설사		
불충분한 수분 섭취 (하루에 8컵 이하이거나 약 2리터 이하)		
알부민/프리알부민 부족		

섭취 장애의 경고 증상:

- 느린 영양 단계 향상
- 호흡 장애
- 음식물 뱉음
- 과민한 구강 감각
- 잦은 기침
- 과민한 구역 반사
- 2개월이상의 튜브 영양법
- 지속적인 반사
- 턱의 과도한 움직임
- 비정상적인 근 긴장도
- 영양 섭취시 색의 변화
- 고형물로의 단계 향상의 지연

삼킴장애의 경고 증상:

- 호흡 장애의 병력
- 폐렴
- 비정상적인 근 긴장도
- 무산소증
- 외상성 뇌손상
- 인공호흡기 의존성
- 무호흡
- 협착음
- 색의 변화
- 음식물 섭취시 또는 직후의 기침
- 침의 부적절한 조절
- 느린 성장 패턴

체질량 지수 표

	정상						과체중					비만										고도 비만		
체질량 지수 BMI	19	20	21	22	23	24	25	26	27	28	29	30	31	32	33	34	35	36	37	38	39	40	41	42
신장 (inches)	체중 (pounds)																							
58	91	96	100	105	110	115	119	124	129	134	138	143	148	153	158	162	167	172	177	181	186	191	196	201
59	94	99	104	109	114	119	124	128	133	138	143	148	153	158	163	168	173	178	183	188	193	198	203	208
60	97	102	107	112	118	123	128	133	138	143	148	153	158	163	168	174	179	184	189	194	199	204	209	215
61	100	106	111	116	122	127	132	137	143	148	153	158	164	169	174	180	185	190	195	201	206	211	217	222
62	104	109	115	120	126	131	136	142	147	153	158	164	169	175	180	186	191	196	202	207	213	218	224	229
63	107	113	118	124	130	135	141	146	152	158	163	169	175	180	186	191	197	203	208	214	220	225	231	237
64	110	116	122	128	134	140	145	151	157	163	169	174	180	186	192	197	204	209	215	221	227	232	238	244
65	114	120	126	132	138	144	150	156	162	168	174	180	186	192	198	204	210	216	222	228	234	240	246	252
66	118	124	130	136	142	148	155	161	167	173	179	186	192	198	204	210	216	223	229	235	241	247	253	260
67	121	127	134	140	146	153	159	166	172	178	185	191	198	204	211	217	223	230	236	242	249	255	261	268
68	125	131	138	144	151	158	164	171	177	184	190	197	203	210	216	223	230	236	243	249	256	262	269	276
69	128	135	142	149	155	162	169	176	182	189	196	203	209	216	223	230	236	243	250	257	263	270	277	284
70	132	139	146	153	160	167	174	181	188	195	202	209	216	222	229	236	243	250	257	264	271	278	285	292
71	136	143	150	157	165	172	179	186	193	200	208	215	222	229	236	243	250	257	265	272	279	286	293	301
72	140	147	154	162	169	177	184	191	199	206	213	221	228	235	242	250	258	265	272	279	287	294	302	309
73	144	151	159	166	174	182	189	197	204	212	219	227	235	242	250	257	265	272	280	288	295	302	310	318
74	148	155	163	171	179	186	194	202	210	218	225	233	241	249	256	264	272	280	287	296	303	311	319	326
75	152	160	168	176	184	192	200	208	216	224	232	240	248	256	264	272	279	287	295	303	311	319	327	335
76	156	164	172	180	189	197	205	213	221	230	238	246	254	263	271	279	287	295	304	312	320	328	336	344

Assessment of BMI. (Adapted from clinical Guidelines on the Identification, Evaluation, and Treatment of Overweight and Obesity in Adults: The Evidence Report. NIH publication 98-4083, September 1998.)

체질량 지수 (BMI) = 체질량 (kg) / 신장 (m)

환자 교육 – 체크리스트의 평가

- 질환에 대한 이해
- 약물에 대한 지식: 적응증 및 부작용
- 활동 제한
- 예상되는 증후 및 증상
- 상기 증후 및 증상 발현시 취해야 할 행동
- 언제 의사 또는 응급실을 방문해야 하는지에 대한 지식

부가적인 도움을 줄 수 있는 사람들

- 영양사
- 심리학자/행동 전문가
- 사회사업사
- 기타 전문가

병원/집
보조 장비 목록

장비	보유	필요	비고
환자용 침대			
의자차 ■ 수동/전동			
이동성 ■ 직선 지팡이(cane: straight) 네발 지팡이(4-pronged)			
■ 워커 보행기(walker: pickup) ■ 2바퀴			
■ 4바퀴			
변기의 높이 올리기			
샤워용 의자			
샤워/목욕용 간이 의자(등받이 없는)			
전기 침대			
화장실 난간			
기타			

보조 장비 및 환경 규격	
의자차 규격 ■ 전체 길이 ■ 의자 깊이 ■ 발판 높이 ■ 팔걸이 높이 ■ 의자 높이 (바닥에서부터) ■ 의자 및 등받이 폭	 36－37 인치 16－17 인치 16－22 인치 5－12 인치 19.5－20.5 인치 14－22 인치
의자차가 통과하기 위한 문의 폭	최소 36 인치
의자차의 회전을 위한 공간	60－78 인치
옷장 : 옷걸이 또는 선반의 높이	48 인치
식수대 높이	36 인치
화장실 변기 주위 공간	60 × 96 인치
욕조: 욕조 외부의 이동을 위한 공간	60 × 30 인치

치료적 개입

- 일상생활동작 훈련
- 유산소
- 기도 분비물 제거 요령
- 균형, 협동, 민첩성 훈련
- 신체 구조 및 자세 안정화
- 호흡 요법
- 협동, 의사소통, 문서화
- 기구 및 장비 사용, 훈련
- 전기치료 종류
- 유연성 운동
- 개인위생, 가사, 직장 사회, 여가 활동을 위한 기능성 훈련 프로그램
- 보행 및 이동 훈련
- 손상 방지 및 감소
- 피부 치유 및 보호 요령
- 도수 치료
- 신경운동 발달 훈련
- 환자/고객 관련 지침

- 물리치료 및 기계적 치료법
- 자세 교육
- 도구 및 장비의 처방, 적용 및 제작
- 이완 훈련
- 근골격 및 호흡 근육의 근력, 지구력 훈련

APTA: Guide to Physical Therapist Practice, 2nd ed., physical Therapy 2001:81;9-744.

기대 효과

- 신체 활동, 업무 수행 능력의 향상
- 개인 위생, 가사, 직업 수행 능력 향상
- 유산소 운동 능력 향상
- 기도 분비물 제거 능력 향상
- 무기폐 감소
- 균형 향상
- 기침 감소
- 부종, 임파부종, 삼출액 감소
- 지구력 증진
- 단위 활동 당 에너지 소모 감소
- 운동 지속능력 향상
- 건강 증진
- 보행, 이동, 균형 향상
- 피부 상태 호전
- 관절 상태 및 이동성 향상
- 관절 부종, 염증, 운동 범위 제한 감소
- 업무 수행 시 관리 감시의 필요성 감소
- 운동 기능 (운동 조절 및 운동 능력 습득) 향상
- 근육 기능 (근력, 지구력) 향상
- 관절 정렬 최적화
- 신체 부위별 부하 최적화
- 통증 감소
- 일상생활동작 수행 향상 (도구 사용 또는 도구 없이)
- 신체적 기능 향상

- 산소 요구량 증가에 대한 생리학적 반응 향상
- 자세 조절 능력 향상
- 수술전후 합병증 감소
- 신체 각 부위 움직임의 양적/질적 개선
- 관절운동범위 증진
- 이완 증진
- 이차적 손상의 위험 감소
- 질병 이환의 위험 감소
- 증상의 자가 치유능력 증진
- 감각 인지 증진
- 연부조직 부종, 염증, 운동범위 제한의 감소
- 조직 관류 및 산소화 증진
- 자세 및 활동의 허용 범위 증가
- 물리치료 이용의 최적화
- 의료비 지출 감소
- 체중 부하 상태 향상
- 호흡 시 일량 감소

APTA: Guide to Physical Therapist Practice, 2nd ed., physical Therapy 2001:81;9-744.

퇴원 시 목적지 평가: 급성 재활 센터/요양원/집

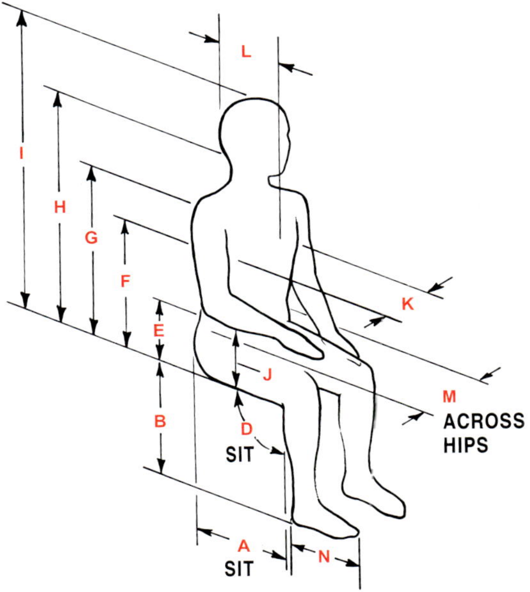

출처: Hillegass EA, Sadowsky HS. Essentials of Cardiopulmonary Physical Therapy, 2/e. WB Saunders, Philadelphia, 2001.

청진

호흡음	해석
흡기 및 호기 시 적절한 소리, 음의 높이, 강도: 이상 호흡음 없음	정상
호흡음 감소	과팽창 폐: 만성폐쇄성기관지염 저팽창 폐: 급성 폐 질환 (예, 무기폐, 공기가슴증, 가슴막삼출)
호흡음 소실	가슴막삼출, 공기가슴증, 비만, 임신 3분기 아래엽, 만성폐쇄성기관지염 등에서의 **심한** 폐 과팽창
기관지 호흡음	경화(폐렴), 주변에 정상 기도를 동반한 큰 무기폐
천명(수포음)	기관지연축, 종양, 국소 폐쇄 등과 동반된 미만성 기도 폐쇄
악설음(나음)	흡기 또는 호기시 분비물 존재; 흡기 시에 국한된 무기폐
음성 감소	무기폐, 가슴막삼출, 공기가슴증
음성 증가	경화, 폐 섬유화
폐 이외의 부위에서 들리는 음: 가슴막 마찰음	가슴막 염증 또는 가슴막염

발성, 기침 및 가래의 평가

평가	이상 소견 및 해석
발성	발성 시 호흡 곤란 한 번 숨 쉬고 말할 수 있는 단어의 수 세기 미숙한 음성 조절: 근육 약화
기침	비효과적 기침: 근육 약화 및 통증의 평가 객담을 동반하는 기침: 분비물의 만성도 등 평가 격렬한 또는 발작성 기침: 마르고 지속적인 기침: 청진을 시행하여 염증, 폐 섬유화, 폐 침윤 증상 평가
객담	색 평가: 하얗고 투명한: 비감염성 혈 색조를 띤: 기관/기관지 자극, 결핵, 진균 감염 혈성: 종양 또는 폐 경색 경도 평가: 다량: 만성질환 두꺼운, 점성의: 급성 악화, 탈수 거품이 많은: 폐 부종, 심부전 냄새 평가: 기관지확장증/감염성 양 평가: 정상보다 많은 경우 급성 악화를 시사
호흡	악취: 구강 및 호흡기의 혐기성 감염 아세톤: 케톤산증

심폐기능 평가

호흡 평가

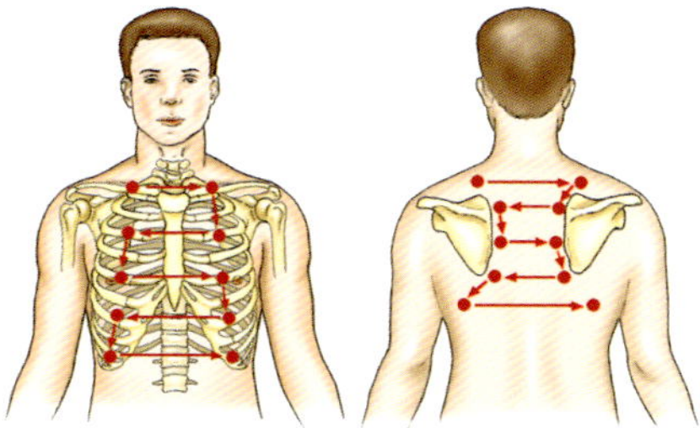

청진

청진 시 피해야 할 실수:

- 환자의 가운 위로 호흡음을 청진하는 것
- 청진기 튜브가 침대 난간이나 가운에 스치는 것
- 시끄러운 방에서 청진을 시도하는 것
- 가슴부위 털에서 나는 소리를 폐 외 부위에서 나는 소리로 잘못 해석하는 것
- 청진하기 편한 부위에서만 청진하는 것

가슴벽 촉진

이상 소견 및 해석

- 환측 부위로의 이동: 폐 조직의 감소 (엽절제술, 폐절제술)
- 건측 부위로의 이동: 폐 압력의 증가 (다량의 가슴막삼출액)

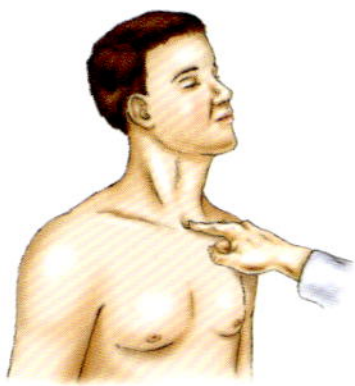

기관 편위 여부의 촉진

이상 소견 및 해석(계속)

■ 양측 대칭성 소실: 반대측으로 동일하게 이동하지 않는 부위

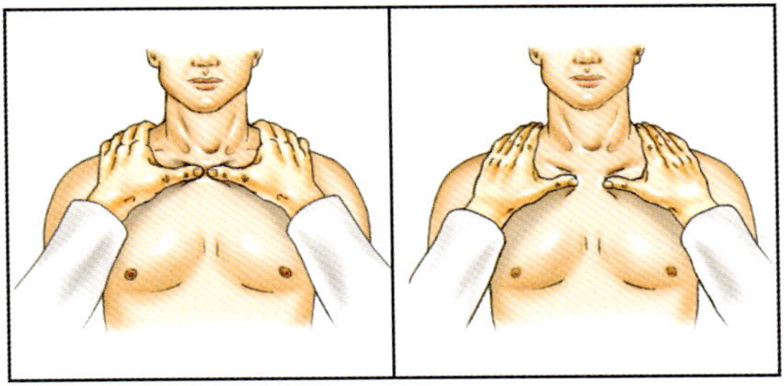

위엽 운동 촉진.(Redrawn from Cherniack RM, Cherniak L: Respiration in Health and Disease. 2nd ed. Philadelphia, WB Saunders, 1972. With permission from Elsevier.)

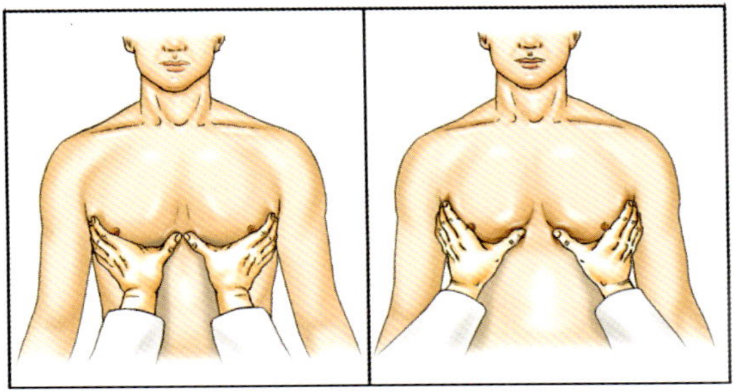

오른 중간엽 및 왼혀엽 운동 촉진.(Redrawn from Cherniack RM, Cherniak L: Respiration in Health and Disease. 2nd ed. Philadelphia, WB Saunders, 1972. With permission from Elsevier.)

이상 소견 및 해석(계속)

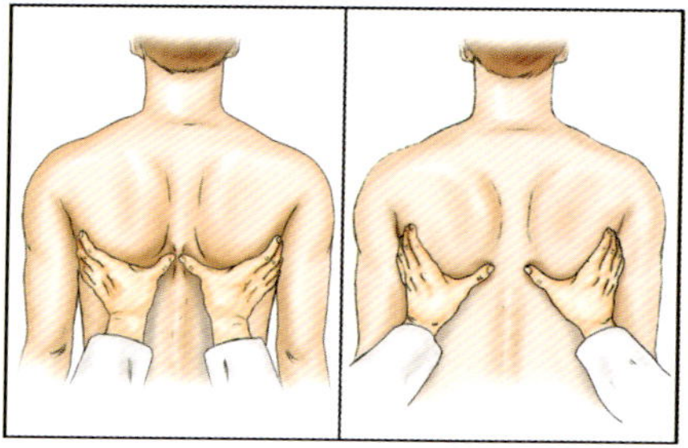

아래엽 운동 촉진.(Redrawn from Cherniack RM, Cherniak L: Respiration in Health and Disease. 2nd ed. Philadelphia, WB Saunders, 1972. With permission from Elsevier.)

- 목갈비근의 활성도 증가: 보조근육의 사용 증가: 만성폐쇄성기관지염, 척수손상, 흉터 및 부적절한 호흡 과정에서 보이는 가로막 움직임 소실

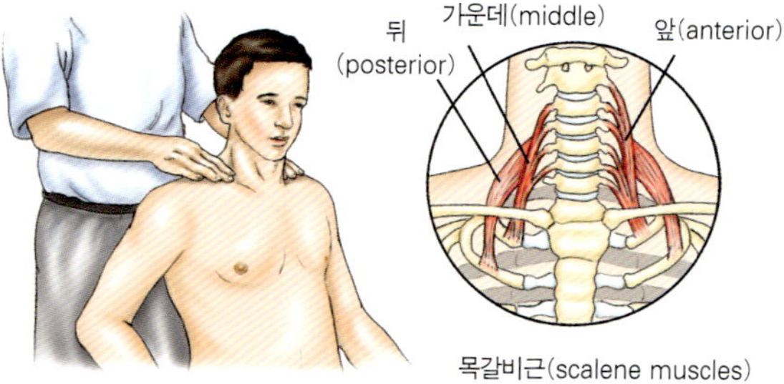

호흡 시 목갈비근 활동의 촉진.(Redrawn from Cherniack RM, Cherniak L: Respiration in Health and Disease. 2nd ed. Philadelphia, WB Saunders, 1972. With permission from Elsevier.)

이상 소견 및 해석(계속)

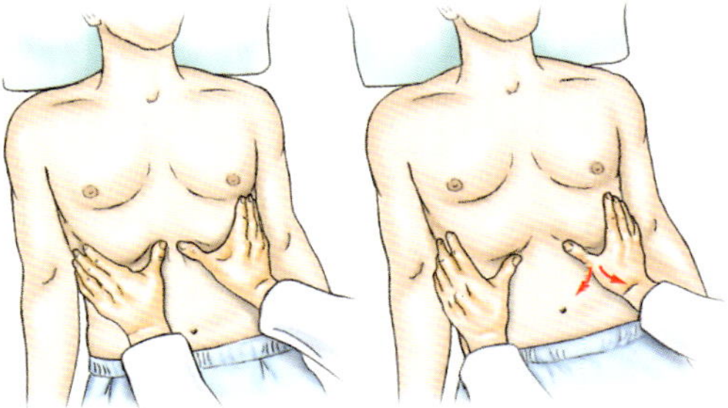

가로막 운동의 촉진(Redrawn from Cherniack RM, Cherniak L: Respiration in Health and Disease. 2nd ed. Philadelphia, WB Sauncers, 1972. With permission from Elsevier.)

- 정상에서는 촉진 시 전체적으로 일정한 진동(vibration)이 나타나야 함
- 진동의 증가는 분비물이 있음을 나타냄
- 진동음(fremitus)의 증가는 공기의 증가를 나타냄

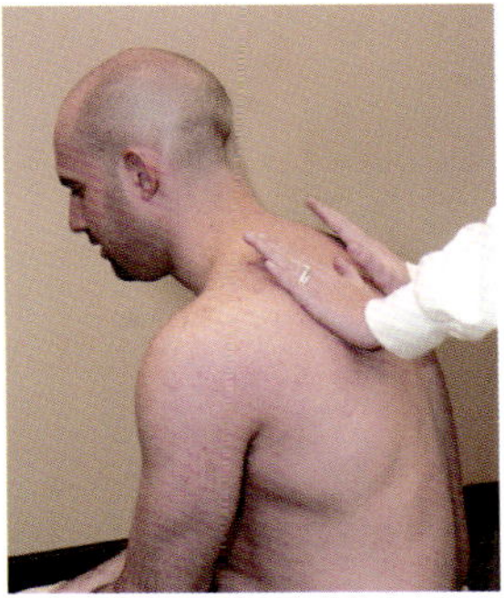

진탕음의 촉진(손바닥을 이용).

이상 소견 및 해석(계속)

협심증 통증의 감별:

- 뼈에서 통증이 증가하는 것은 골절을 시사
- 근육에서 통증이 증가하는 것은 과사용이나 손상에 의한 근육의 염증에 기인할 수 있음
- 심호흡 또는 촉진 시 불편감의 증가는 협심증에 의한 것이 아님

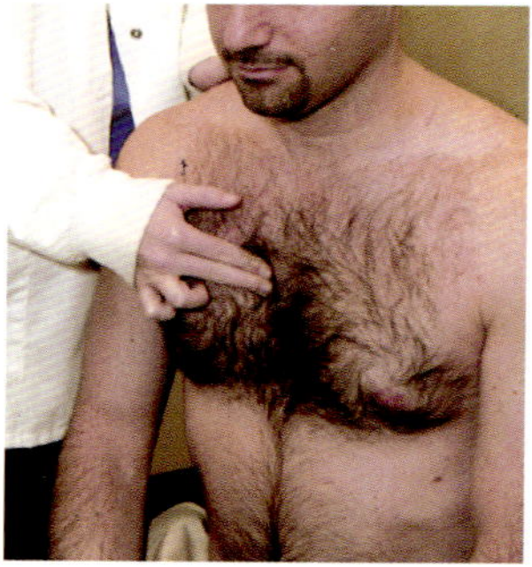

가슴벽 통증 또는 불편감의 촉진

보조 호흡

산소 공급 모드

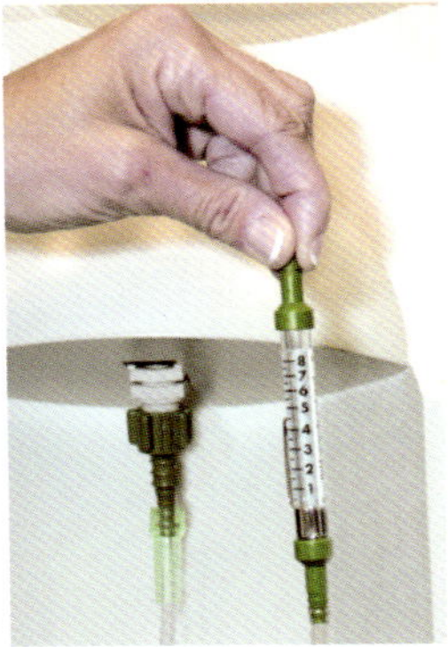

방법: 유속계(flowmeter): 산소 배출구 포함

적응증: 병원 벽에서 산소 공급 사용; 급성 간호 및 높은 유속으로 사용

제한점: 휴대불가; 튜브와 코 삽입관 또는 마스크 사용으로 이동성 증가

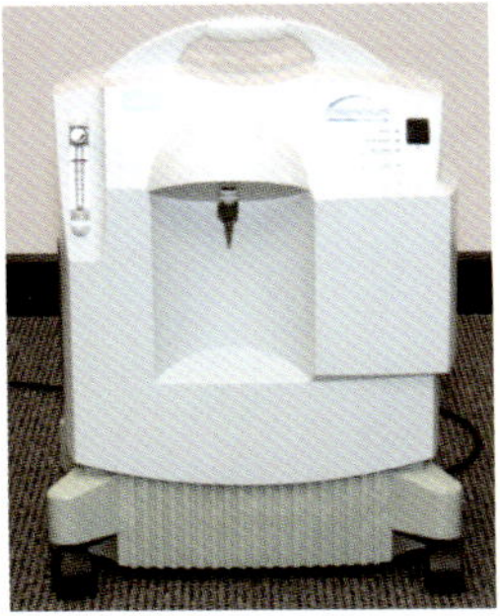

방법: 산소 농축기; H-cylinder

적응증: 6900리터의 산소 포함; 사용: 집에서 또는 높은 유속으로 사용

제한점: 크기가 큼: 휴대불가

산소 공급 모드(계속)

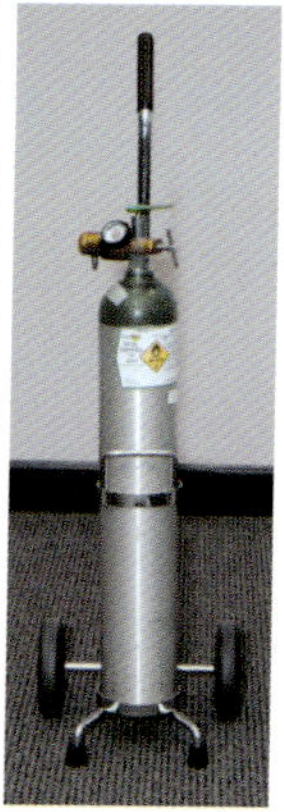

모드: 산소 실린더

적응증: 가장 광범위하게 사용

제한점: 무거움, 무게 7.7kg; 사용이 어렵고 이동성의 낮음; 높은 유속에서 용적 감소

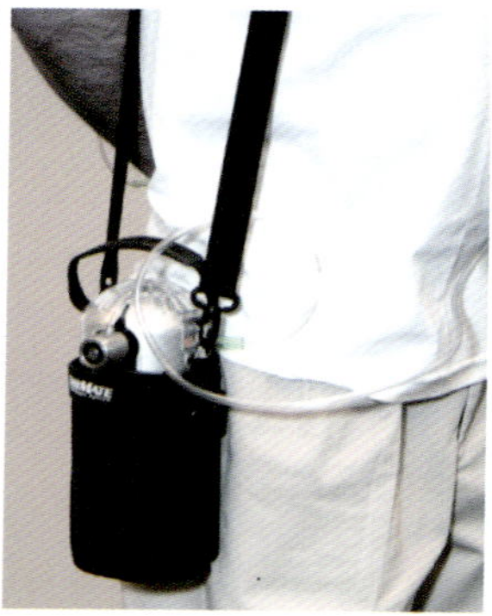

모드: 휴대용 액체 산소 unit

적응증: 휴대성을 고려해 보다 가벼움

제한점: 무게 4.5kg; 높은 유속에서 빨리 비워짐

산소 공급 모드(계속)

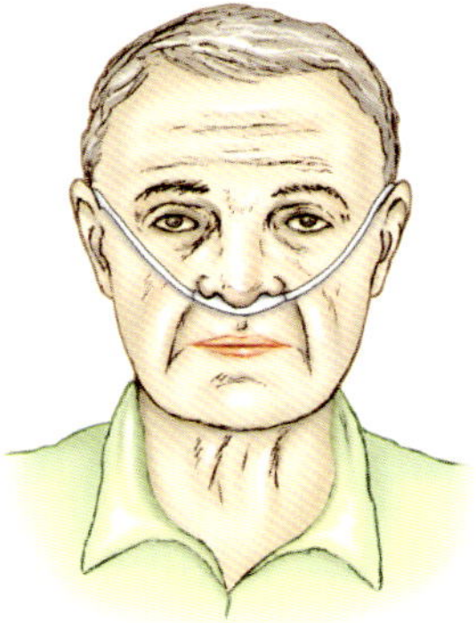

모드: 코 삽입관

적응증: 산소 1~6 L/min 투여 시 사용; 흡입산소분율(FiO_2) 24%~44% 제공

제한점: 코로 숨쉬지 않으면 효과 없음

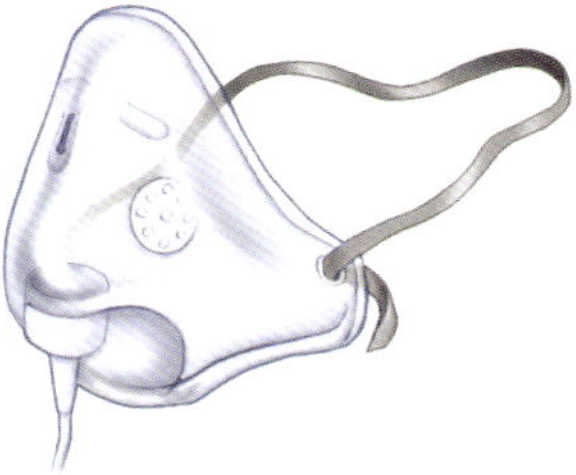

모드: 단순 마스크

적응증: 높은 유속(5~10 L/min)에서 습윤한 공기를 통해 얼굴로 산소 공급; 흡입산소분율(FiO_2) 35%~55% 제공

제한점: 마스크 사용 시 폐쇄공포증 유발; 구강 호흡 시 적합

산소 공급 모드(계속)

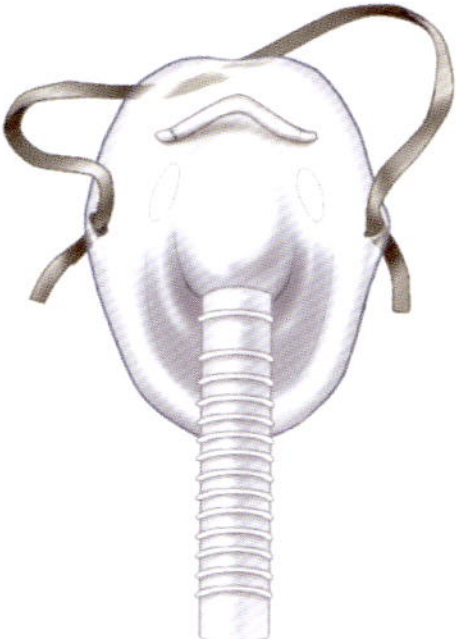

모드: 분무 마스크

적응증: 유속 10~12 L/min 이상에서 산소 농도의 조절, 흡입산소분율(FiO_2) 35%~100%

제한점: 환자가 장시간 동안 마스크를 사용하지 못함

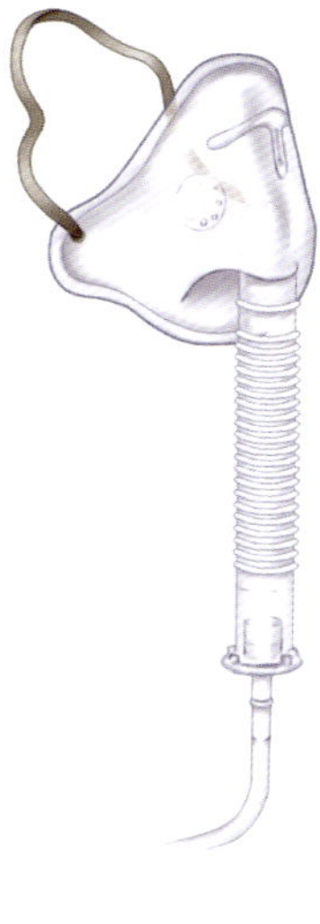

모드: 벤츄리(venturi) 마스크

적응증: 부가 포트를 통해 방안의 공기를 사용하여 더 높은 유속을 제공; 흡입산소분율(FiO_2) 24%~50%

제한점: 환자가 장시간 동안 마스크를 사용하지 못함

산소 공급 모드(계속)

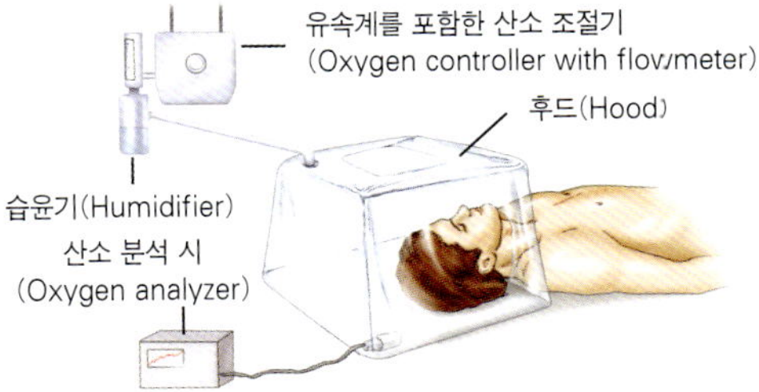

모드: 산소 텐트/산소 후드 또는 인큐베이터

적응증: 소아에서 산소 농도 증가 위해 사용; 흡입산소분율(FiO_2)은 들어오는 가스의 유속, 텐트 용적, 텐트의 밀봉 정도에 따라 다름

제한점: 텐트나 후드에 의해 흡입산소분율이 달라짐; 신체적 접촉이 많이 허용되지 않음

코안 지속적 기도 양압술(CPAP)/양수준 지속적 기도 양압술(BiPAP): 인공환기에 관한 다음 표 참조

보조 장비 체크리스트

중환자실 또는 병실

감시 장비	있음	없음
산소		
산소 포화도 측정기		
원격 계측기		
정맥 수액관		
동맥 수액관		
흡인기 (Suction)		
코위영양관		
대동맥내 풍선 펌프		
인공호흡기		
기타		

기계 환/보조 환기

모드	적응증
조절환기(CV): 정해진 속도로 양압을 제공	매 호흡시 속도, 깊이 및 빈도를 조절하기 위해
보조(AV) 또는 보조-조절환기(ACV): 환자가 정해진 역치보다 낮은 음압의 들숨력으로 기계를 작동시키지 않는 한 정해진 속도로 양압을 제공	환자가 환기를 조절하지만 들숨양이 감소한 경우; 수술 후 관리, 인공환기위닝시 최대기도압력의 증가를 막기 위해 사용되며, 안정제나 마취제없이는 관리하기 어려운 환자에게 사용
간헐적강제환기법(IMV): 속도, 자발적 노력을 미리 정함 동시간헐적강제환기법(SIMV): 자발적 들숨 노력에 의해 유발되는 강제적 호흡	환자는 인공환기를 통해 자발적으로 호흡할 수 있지만 인공호흡기가 정해진 간격에 따라 강제적으로 호흡하게 한다. 동시 간헐적 강제환기법은 높은 기도압에서 낮은 일회호흡량을 전달한다.
압력보조환기법(PSV): 환자의 자발적 환기 노력 + 정해진 양의 압력	호흡작업량을 감소시킴 수술 후 관리, 인공환기위닝시 최대 기도압력의 증가를 막기 위해 사용되며, 안정제나 마취제없이는 관리하기 어려운 환자에게 사용
코안지속적기도양압술(nasal CPAP)	폐쇄성 수면무호흡의 치료
양수준지속적기도양압술(BiPAP)	비침습적 환기: 급성 폐부종 환자에서 환기 및 생체 징후를 개선; CPAP보다 빠르게 작용
환기: 증강/수정 1. 들숨정지 2. 날숨끝양압(PEEP) 3. 날숨지연 4. 지속적기도양압술(CPAP)	1. 날숨을 쉬기 전에 정해진 시간 동안 압력 또는 용량이 고정됨. 무기폐를 감소시키기 위해 사용됨. 2. 허파꽈리를 보다 오랫동안 열어 놓기 위해 날숨 후 저항을 가함; 허탈된 허파꽈리를 동원함. 3. 날숨시 가해지는 저항 4. 환자가 자발적으로 호흡을 할 때 기저압력을 높임.

심장의 해부

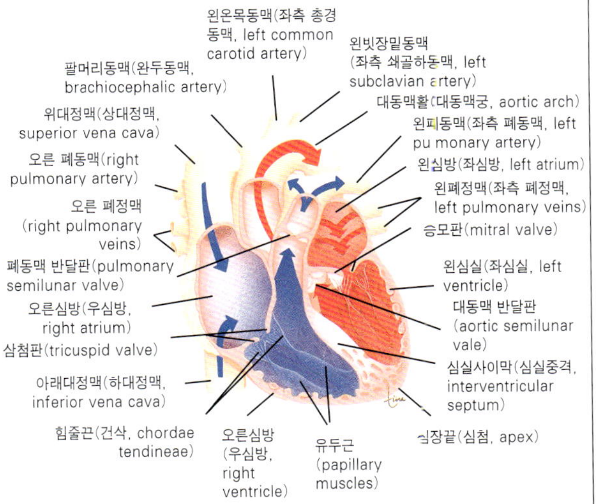

심장 앞면 및 주요 혈관들. (From Scanlon and Sanders: Essentials of Anatomy and Physiology, 4th ed. Philadelphia, F.A. Davis Co., 2003, p. 262.)

심장의 해부 *(계속)*

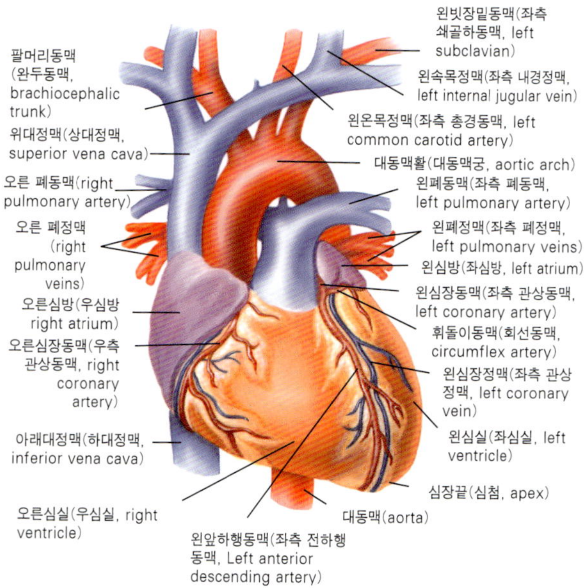

심장의 앞 단면.(From Gylys: Medical Terminology Systems: A Body Systems Approach, 5th ed. Philadelphia, F.A. Davis Co., 2003, p. 191.)

심음의 청진

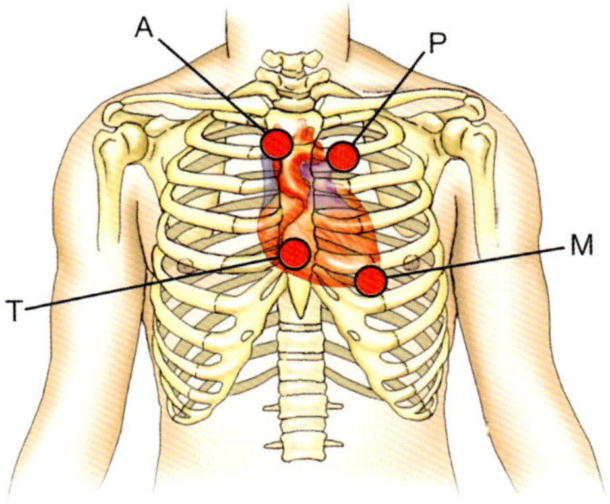

A: 대동맥판막 영역, **M:** 승모판막 영역, **P:** 허파동맥판막 영역,
T: 삼첨판막(오른방실판막) 영역

정상 심음

S_1(lub of the lub−dub): 승모판과 삼첨판의 닫힘, 수축기의 시작, 심장끝에서 청진이 가장 크게 들림

S_2(dub of the lub−dub): 폐동맥판과 대동맥판의 닫힘, 심실 이완기의 시작, 대동맥 또는 폐동맥 부위에서 가장 크게 들림

이상 심음

S_3 (S_2 이후에 들림): 청진기의 벨로 청진, 좌측으로 누운 상태에서 승모판 부위에서 가장 잘 들림. 심실 비순응 또는 부전의 증후: 심실 말달림심장음(분마음). 운동선수: 생리적으로 정상 증후

S_4 (S_1 이전의 부가 음)

청진기 벨로 청진: 심방 말달림심장음. 심실 충만에 대한 저항 증가 증후. S4가 관찰되는 질환: 심장동맥질환, 폐질환, 고혈압성 심질환, 심근경색 후 또는 심장동맥우회술

심잡음

I–VI/VI 단계:

- I/VI – 청진기 없이는 들리지 않음
- IV~VI/VI – 매우 큼

판막을 통한 역류를 암시

S_1과 S_2 사이: 수축성 심잡음, S_2 이후: 이완성 심잡음

심장막마찰음

삐걱거리는 거친 소리가 매 심박동마다 발생. 심장막주머니의 삼출물 또는 염증을 시사

활동에 대한 생리적 반응

	정상	비정상	주의
심박동수	**안정 시**: 성인 분당 60–90회; 청소년 분당 50–100회; 소아 분당 75–140회; 유아 분당 80–180회 **활동 시**: 활동 강도와 연관되어 점차적인 증가율 **안정 상태 운동**: 상승하지 않음 **리듬**은 규칙적이여야 함	**안정 시**: 분당 60회 미만 또는 90회 이상 **활동 시**: 빠른 증가, 활동에 증가에도 변화가 거의 없거나 감소 **안정 상태 운동**: 점차적 증가	**운동선수**: 안정 시 심박동수가 60 미만일 수 있음 발열, 불안, 약물로 안정 시 심박동수 증가 **안정 시 불규칙**: 리듬을 확인; ECG 부분을 볼 것

활동에 대한 생리적 반응 *(계속)*

혈압	정상	비정상	주의
	안정 시: 수축기 < 130 mmHg; 영아 70 mmHg, 소아 < 90 mmHg, 이완기 < 90 mmHg, 영아 < 55 mmHg, 소아 < 58 mmHg 활동 시: 수축기: 운동 강도의 증가에 따라 점차적 증가, 이완기: +/− 10 mmHg **안정 상태 운동**: 수축기 또는 이완기 혈압 상승 없음	**안정 시**: 수축기 > 140 또는 이완기 > 90 **활동 시**: 수축기 혈압의 빠른 증가, 활동 증가와 더불어 상승률 감소, 활동 증가에 따른 수축기 혈압 감소, 이완기 혈압의 점진적 증가 **안정 상태 운동**: 점차적 증가	체위 상승(앉은 상태에서 일어나기)에 따라 수축기 혈압이 감소하면 **기립성** 저혈압, 활동에 따라 감소하면 **노작성** 저혈압, 보행 시 혈압과 기립 시 혈압을 비교, 앉을 때와 보행시를 비교하지 말 것
산소포화도	**안정 시**: 98%~100% **활동 시**: 상승 없음	안정 시: < 98% 활동 시: 활동 증가에 따라 감소	< 90%이면 불안정 만성폐쇄성폐질환에서 흔히 감소
호흡수	**성인 안정 시**: 12- 20 호흡수/분, **소아 안정 시** 20-36 호흡수/분 **활동 시**:작업량에 따라 증가	**안정 시**: 성인에서 < 12 또는 > 20 **활동 시**: 유산소 작업: 급격히 상승 **안정 상태 운동**: 운동에 맞춰서 호흡	개인은 본인이 주시될 때 호흡수가 증가함 종종 맥박수를 평가하면서 횟수를 셈

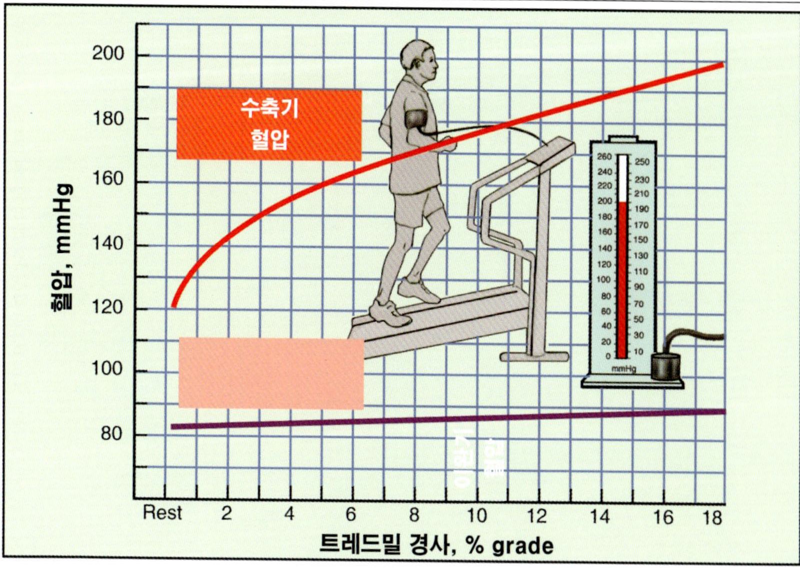

증가된 일부하에 대한 정상 혈압 반응.

활동에 따른 반응 평가

활동	맥박수	혈압	증상	산소 포화도	주관적 운동강도
누울 때					
앉을 때					
설 때					
보행 시 (보조의 필요, 보조 기구의 필요, 보행 거리 포함)					
일상생활동작 수행 시					

주관적 운동강도 척도

6	
7	매우, 매우 가벼움
8	
9	매우 가벼움
10	
11	상당히 가벼움
12	
13	어느 정도 힘듦
14	
15	힘듦
16	
17	매우 힘듦
18	
19	매우, 매우 힘듦

Borg 척도. (Redrawn from Borg, GA: Psychological basis of physical exertion. Med Sci Sports Exerc 14:377, 1982.)

순환기 평가

동맥 : 맥박

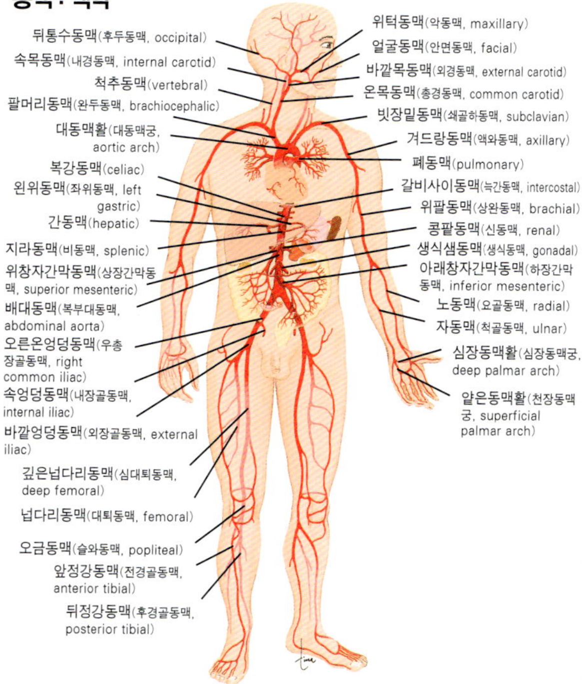

맥박의 사정들.(From Scanlon and Sanders: Essentials of Anatomy and Physiology, 4th ed., Philadelphia, F.A. Davis Company Co., 2003, p. 283.)

발목과 팔의 혈압차이(Ankle Brachial Index):

말초동맥질환 평가를 위한 비침습적 검사:

- 공기 가압대를 복사뼈 위의 발목에 감음
- 도플러 초음파 탐촉자를 뒤정강동맥 위로 위치; 이곳에서의 압력 측정
- 도플러 탐촉자를 발등동맥에 위치하여 압력 측정

정상 압력은 >10mmHg 이상 차이 나서는 안 됨

>15mmHg 이상의 압력 차이는 몸쪽 폐쇄 또는 협착을 시사

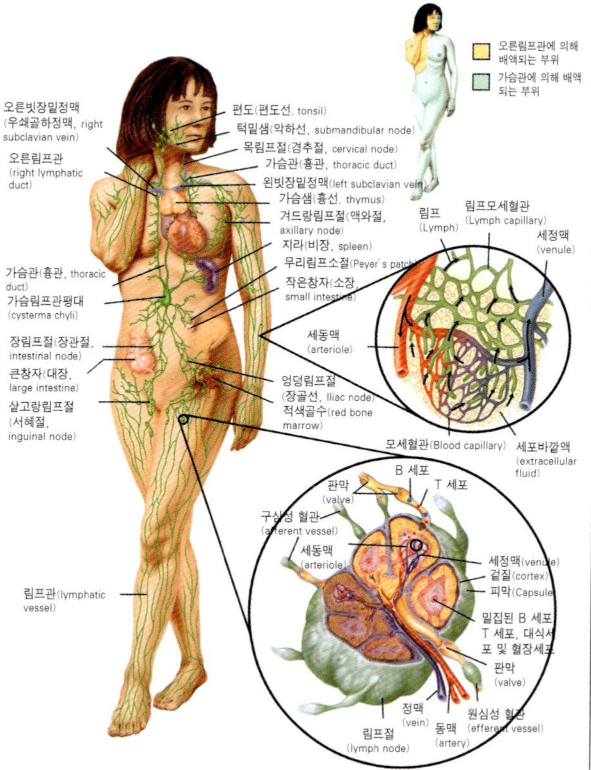

림프계.(From Gylys: Medical Terminology Systems: A Body Systems Approach, 5th ed. Philadelphia, F.A. Davis Co., 2003, p. 255.)

부종의 평가

1+	거의 지각되지 않는 함몰
2+	쉽게 확인되는 함몰이 15초 이내 다시 올라옴
3+	쉽게 확인되는 함몰이 15~30초 내에 원상태로 올라옴
4+	쉽게 확인되는 함몰이 >30초 이후에 원상태로 올라옴

협심증 및 호흡 곤란의 평가: 협심증 척도

5-등급 협심증 척도	**5-등급 호흡곤란 척도**	**10-등급 협심증/호흡곤란 척도**
0: 협심증 없음	0: 호흡곤란 없음	0: 없음
1: 약하고, 거의 인지되지 않음	1: 경도, 인지될 정도	1: 매우 가벼움
	2: 경도, 약간의 어려움	2: 가벼움
2: 중등도, 신경쓰일 정도	3: 중등도 어려움, 하지만 지속할 수 있음	3: 중등도
		4: 약간 심함
3: 심한, 매우 불편함; 경색전 통증	4: 심한 어려움, 지속할 수 없음	5: 심함
		6
		7: 매우 심함
		8
4: 지금까지 경험한 가장 심한 통증;		9
		10: 극심함: 최대

심진단학		
진단 검사/적응증	**검사로부터 얻는 정보**	**주의사항/비고**
가슴방사선 검사; 폐와 가슴벽의 해부학적 이상 및 병리적 변화를 평가	폐의 크기, 심장의 크기 갈비뼈, 가슴뼈, 빗장뼈, 혈관 음영의 온전성 만성 대 급성 폐 영역: 크기, 폐액/가래의 존재, 과/저팽창 가슴막삼출액의 존재	전후 사진은 환자가 침상에서 종종 촬영함; 그러므로 환자의 노력 감소로 인하여 저팽창이 흔함
심전도; 가슴통증이 급성 손상인지를 결정하기 위해 평가; 심비대 또는 과거의 경색(손상) 평가; 심장 리듬의 평가	심장 리듬 과거 심근 경색 심실/심방 비대 급성 허혈/손상/경색/전도 결함	허혈 또는 경색을 ***예측***하지는 못함; 예측을 위해 부하검사를 사용
심초음파; 판맥 기능 또는 심방/심실의 크기 평가	판막의 온전성, 기능, 심방/심실의 크기, 심장막주머니 평가	비침습적
24시간 심전도검사; 심장 리듬의 평가; 실신의 평가	심장 리듬을 24시간 동안 기록	비침습적
CT 또는 MRI, 가슴방사선 검사에서 결절 또는 종괴의 비정상 소견을 보일 때	결절 또는 종괴의 해석을 위한 고해상도 사진	

심진단학(계속)

진단 검사/적응증	검사로부터 얻는 정보	주의사항/비고
부하 검사 운동 부하 운동 부하를 동반한 핵의학 검사 운동 부하를 동반한 2차원/3차원 심초음파 약물 부하 (아데노신, 도부타민) 유산소 용적을 결정 심근 산소 공급이 요구를 따라가는지 평가(가슴통증, 심장동맥질환, 허혈의 평가)	활동에 대한 최대 산소 소모량, 심박동수, 맥박의 반응, 가슴통증의 평가 허혈 평가 부정맥의 존재 여부 운동 제한	여성은 검사의 위양성 및 위음성의 비율이 높음 부하 검사(thallium, 2차원/3차원 심초음파)를 동반한 추가 영상 검사가 필요
심장동맥 도관삽입 가슴통증, 경색	심장동맥을 통하는 혈류 판막 전후의 압력 변화 구출분획 추산	조개류 또는 요오드에 알레르기가 있는 환자는 조영제에 알레르기 넙다리동맥을 통한 도관삽입 후에는 24시간 침상안정

(다음 페이지 본문 계속)

심진단학(계속)

진단 검사/적응증	검사로부터 얻는 정보	주의사항/비고
환기/관류 스캔; 폐색전을 배제하기 위해; 특히 깊은정맥혈전시	폐의 가스 분포 지역적 환기의 폐포 환기 및 폐 관류와의 일치	
기관기내시경; 감염, 악성 종양 검사를 위해 가래 샘플을 얻음; 환자에 의해서 배출되지 않는 점성의 가래를 배출	접근이 어려움 기관지 분지의 직접적 시각화	
폐기능검사; 질환의 분류: 폐쇄성 대 제한성; 질병의 심각도 및 급성 질환의 심각도 평가	기도 상태 호흡근의 기능 폐 조직의 상태	

심전도/부정맥

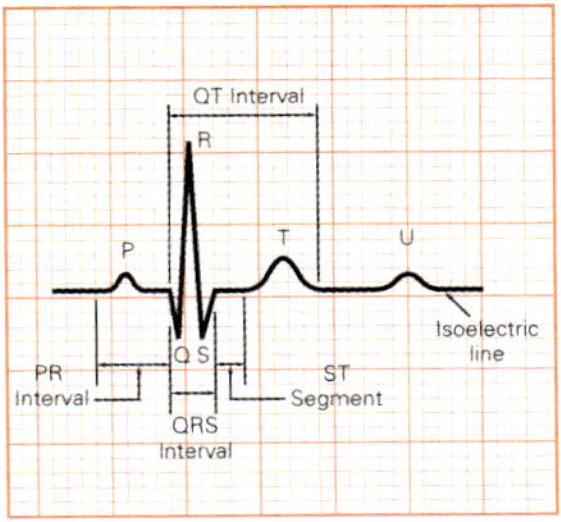

심전도의 구성요소.(From Jones, SA: ECG Notes, Philadelphia, FA Davis Co., 2005)

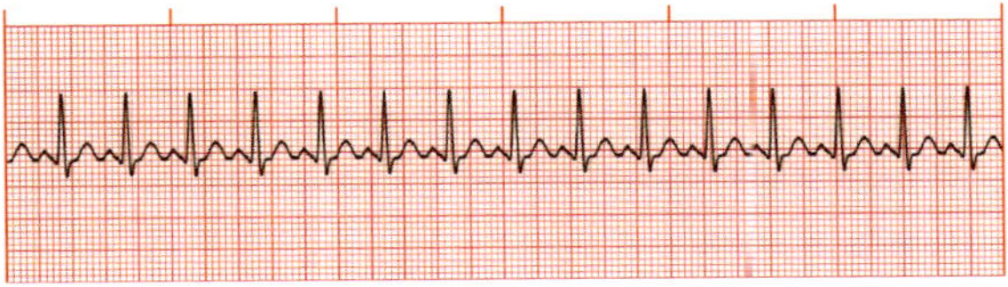

정상 굴 리듬.

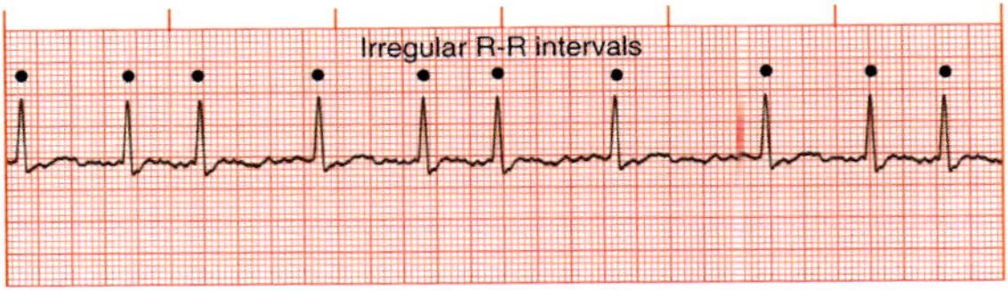

심장 잔떨림. 불규칙한 심장 리듬, P파가 관찰되지 않음.(From Jones SA: ECG Notes, Philadelphia, F.A. Davis Co., 2005.)

(다음 페이지 본문 계속)

심전도/부정맥(계속)

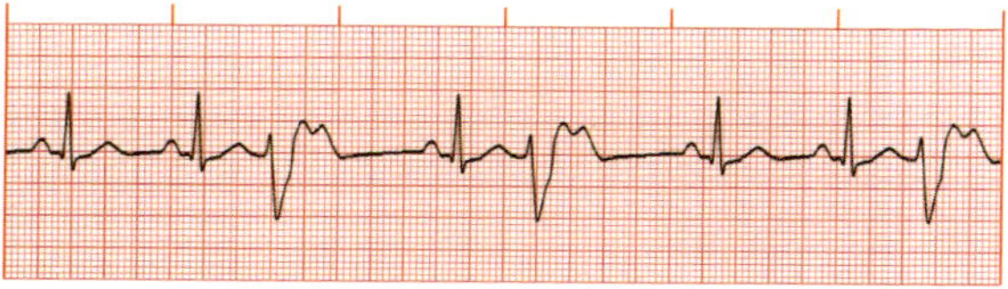

조기 심실 수축: 일정한 형태 (넓고, 기괴한 QRS, P파는 없음)

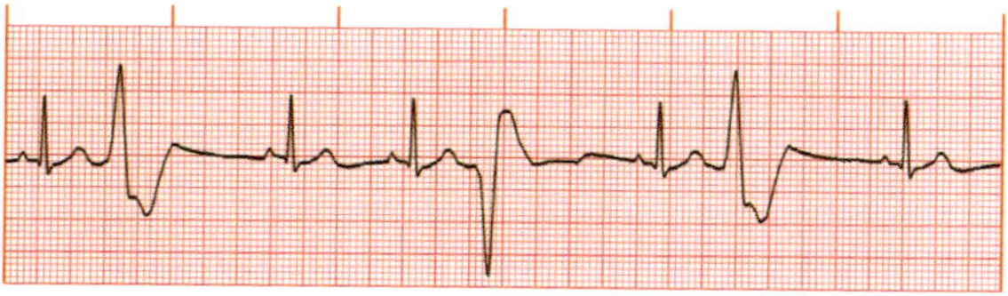

조기 심실 구축: 다른 형태 (넓고, 기괴한 QRS, P파는 없음, 이상박동이 달리 보임)

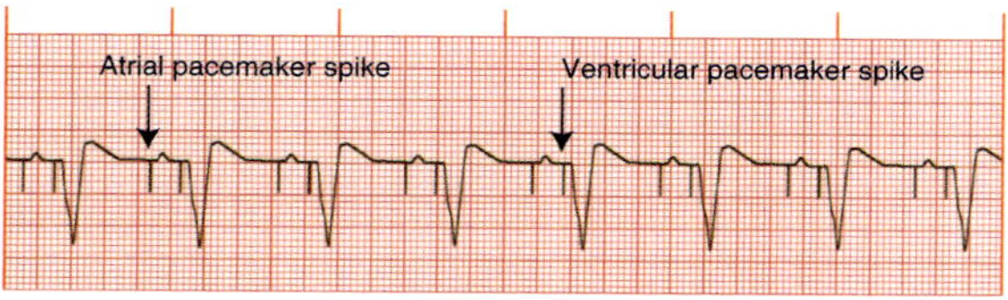

이중 챔버 심박동기 리듬: P파 이전에 심장 및 심실 수직선 그리고/또는 QRS는 박동기의 박동을 의미.(From Jones SA: ECG Notes, Philadelphia, F.A. Davis Co., 2005.)

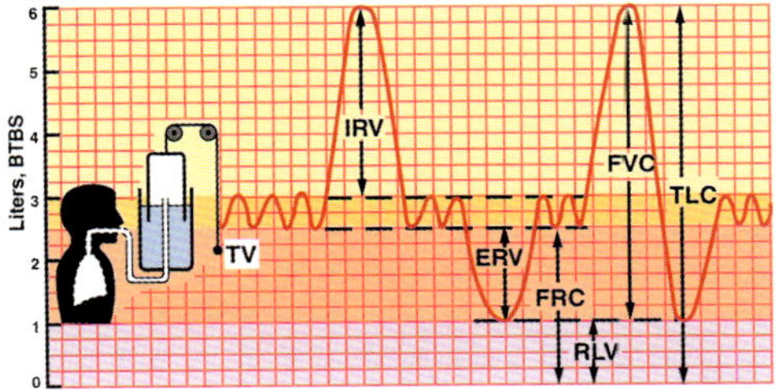

폐 용적	정의	평균치(ml) 남성	여성
일회호흡량(TV)	호흡마다 들숨 또는 날숨량	600	500
날숨예비량(IRV)	일회 들숨의 끝에서 최대 들숨	3000	1900
들숨예비량(ERV)	일회 날숨의 끝에서 최대 날숨	1200	800
전폐용적(TLC)	최대 들숨후 폐의 용적	6000	4200
잔기량(RLV)	최대 날숨후 폐의 용적	1200	1000
노력성 폐활량 (FVC)	최대 들숨후 최대 날숨량	4800	3200
들숨용량(IC)	일회 들숨후 최대 들숨량	3600	2400
기능적 잔기용량 (FRC)	일회 날숨후 폐의 용적	2400	1800

폐 용적의 정적 측정.(Redrawn from McArdle WD, Katch FI, Katch VL: Exercise Physiology: Energy, Nutrition, and Human Performance, 4th ed. Williams & Wilkins, Baltimore, 1996.)

(다음 페이지 본문 계속)

폐진단학 *(계속)*

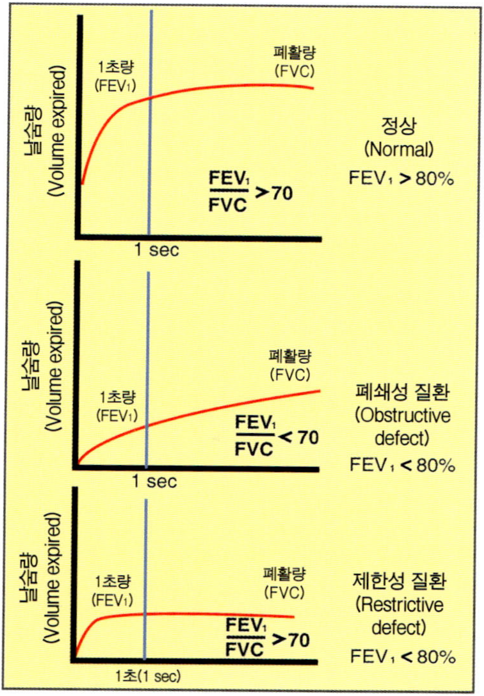

동적 폐 측정.(Redrawn from McArdle WD, Katch FI, Katch VL: Exercise Physiology: Energy, Nutrition, and Human Performance, 4th ed. Williams & Wilkins, Baltimore, 1996.)

폐진단학 (계속)

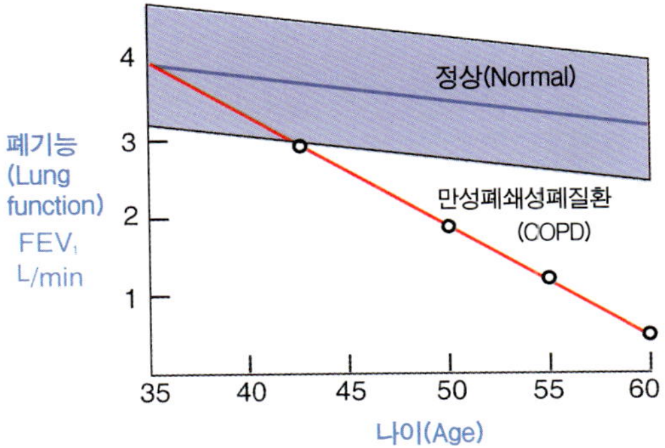

만성폐쇄성폐질환 대 노화에서의 폐기능 변화.(Used with permission of Mayo Foundation for Medical Education and Research. All rights reserved.)

운동 평가

6분 보행 검사

무엇인가?

- 6분 동안 보행한 거리를 관측하여 환자의 운동 지속능력을 측정하기 위한 시간 제한 검사 방법

어떻게 하는가?

- 거리가 측정된 지정된 길(최소 100 피트 이상); 10 피트 간격으로 표면에 표시; 50 피트마다 의자 비치
- 환자는 일정한 속도로 걷고 치료자는 산소 포화도 및 호흡곤란의 정도를 6분 동안 주시
- 환자는 스스로 산소통을 운반하거나 밀고 갈 수 있고 필요 시 휴식을 취할 수 있지만, 휴식 동안의 시간은 포함됨
- 거리, 산소포화도, 호흡곤란의 정도, 휴식의 횟수를 기록

필요한 장비:

- 초시계
- 6분 보행 기록 양식
- 청진기 및 혈압계
- 맥박산소측정기
- 필요한 경우 보조 산소 또는 원격 측정

트레드밀 검사: 가장 흔한 프로토콜

Bruce 검사: 진단적 목적으로 병원에서 가장 흔히 사용

속도	등급	시간
1.7 mph	10%	3 min
2.5 mph	12%	3 min
3.4 mph	14%	3 min
4.2 mph	16%	3 min
5.0 mph	18%	3 min

Balke 검사: 운동선수에서 가장 흔히 사용

시작: 3.3 mph, 0%, 매 분마다 1% 씩 등급 상승

Harbor/ramp 검사: 편안한 속도로 보행 시작, 신체 상태에 따라 매 분마다 등급 상승

대화 검사

대화 검사: 활동 강도의 주관적 측정

가벼움: 활동을 수행하면서 완전한 대화를 지속할 수 있음

중등도: 활동을 수행하면서 대화 도중 약간 숨이 참

심함: 심한 호흡곤란을 동반한 자; 활동을 수행하면서 대화를 할 수 없음

빠른 선별검사

평가/선별검사	결과	정상/비정상
심음		
호흡음		
생체 징후		
증상		
진단도구: 심전도		
심초음파		
단순방사선검사		
폐기능검사		
기타		
임상병리검사:		
콜레스테롤/중성지방		
CPK: MB, troponin, LDH-1		
혈당, HbA1C		
혈중요소질소 및 크레아티닌		
기타 비정상 임상병리검사 결과?		
약물: 종류 및 사용 목적은?		

운동 평가		
운동 시 주의사항		
비정상 증후/증상 ■ 비정상적으로 혈압 상승: 수축기 > 240 mmHg ■ 이완기 > 110 mmHg ■ 운동 시 저혈압 (>10 mmHg; 활동 증가에 따라 수축기 혈압 감소)		
비정상 심박동수 반응 ■ 활동에 따라 안정 시에 비해 급격한 상승 ■ 활동 증가에도 불구하고 상승하지 않는 경우		
불내성의 증상 ■ 활동 증가 시 감소 (종종 부정맥을 시사) ■ 협심증의 유의한 증가 ■ 과도한 호흡곤란 ■ 과도한 피로 ■ 정신적 혼돈 또는 어지럼 ■ 하지 파행		
증후		
■ 과도한 피로		
■ 정신적 혼돈 또는 어지럼		
■ 하지 파행		
■ 차가운 발한		
■ 운동실조		
■ 새로운 심잡음		
■ 창백		
■ 폐 수포음 청진		
■ 유의한 세 번째 심음(S3) 발현		
■ 산소포화도 감소		
심전도		
■ 심각한 부정맥(다발성 조기심실수축, couplet, triplets 등)		
■ 2도 또는 3도 방실차단		
■ 급성 ST 변화		

치료적 개입

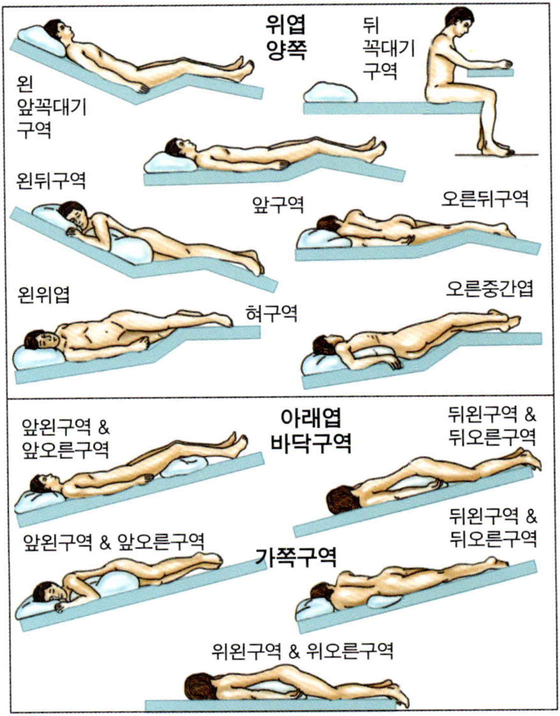

전형적인 체위 배역 자세.(Redrawn from White, GC: Basic Clinical Competencies for Respiratory Care: An Integrated Approach. Albany, NY, delmar Publishers, 1988.)

유산소 운동 처방

모드	오랜 기간 동안 큰 근육근을 사용한 운동 시 산소소모량 증가: 보행, 달리기, 자전거 등
강도	가장 흔히 사용: 심박동수 또는 운동자각도 (다음 표 참조)
빈도	지속시간이 10~15분 미만이 아니면 주 3~5회 시행하는 것이 가장 적합; 운동 내성이 좋지 않은 경우 주 7회 시행할 수 있음
지속시간	최적: 20~30분 체중 감소 프로그램을 위해 30분 이상 운동 내성이 안 좋은 경우 20분 미만 짧게 여러 번 시행

강도 결정을 위한 심박동수 방법

최대 심박동수 분율	목표 심박동수는 최대 심박동수의 55~75%
심박동수 예비능	목표 심박동수 = (최대 심박동수 − 안정 시 심박동수) X (0.60−0.80) + 안정 시 심박동수
탈조건화	더 적은 비율 사용(40~60%) 혹은 (0.40~0.60)

운동에 따른 칼로리 소모 계산

(METs X 3.5 X body wt in kg)/200 = kcal/min

1 MET = 3.5 mL O_2/kg/min

여가 활동 시의 METs

활동	평균	범위
볼링	2.5	2–4
조건화 운동		3–8+
댄스 (에어로빅)		6–9
골프 (카트 사용)		2–3
달리기 (12분 동안 1마일)	8.7	
달리기 (9분 동안 1마일)	11.2	
스키 (언덕 내려오기)		5–8
축구		5–12+
테니스	6.5	4–9+

의뢰의 적응증

의뢰의 적응증	제시되는 의뢰 대상
지질 상승(저밀도 지방단백질, 총콜레스테롤, 중성지방)	영양사, 지질 감소 약제를 위해 의사
혈당 상승	당뇨 평가를 위해 의사 (내분비의사), 영양사
체질량지수 상승	영양사, 운동 프로그램
알부민/전알부민 감소	영양사
갑상선 검사 이상	의사 (내분비의사)
혈압 상승	혈압 상승에 대한 약물을 위한 의사, 운동 프로그램, 영양사
흡연	금연 프로그램
분노/적대감을 표시	심리치료사/행동 치료사
우울 증상/증후를 표시	심리치료사/행동 치료사, 약물을 위해 의사
비활동적인 삶의 방식	운동 프로그램
체질량지수 또는 체중 상승	영양사, 운동 프로그램

특별 고려사항

이식 (심장 및 폐)

심장 및 폐 이식과 동반되는 합병증

면역 억제제의 부작용

- 신장 기능 이상
- 고혈압
- 기분 변화
- 골격근 위축
- 골다공증
- 혈중 지질 이상

급성 거부 반응
기회 감염 및 악성 종양의 위험
심 이식 환자에서 이식된 심장동맥질환의 가속화

급성 거부반응의 증후 및 증상

저온의 발열
안정 시 혈압 상승
활동 시 저혈압
근육통
피로
운동 내성 감소

심실 부정맥

좌심실 보조장치 (LVAD)

좌심실 보조장치를 한 환자에서 운동 검사 및 훈련 고려:

- 외부 동력선의 위치로 인해 자전거타기나 계단 오르기의 어려움
- 심박동수 반응 (촉진 또는 심전도로부터)은 정상
- 혈압 반응 수분 량의 조절에 따라 변화
- 좌심실 보조장치를 착용하기 전에 장기간의 울혈성 심부전을 경험한 환자에서 골격근 장애를 고려

심이식 환자에서 활동에 따른 반응

생리적 인자	심이식 환자에서의 변화
안정 시 심박동수	상승 (분당 90회 이상)
안정 시 혈압	약물에 의해 영향 받지 않는 한 경도 상승
활동 증가에 따른 심박동수 반응	처음 5~10분간 상승 없으나 이후 활동에 따라 점차적 상승
최대 심박동수	정상보다 약간 낮음 (약 분당 150회); 회복 첫 수분 동안 종종 관찰
활동 증가에 따른 혈압 반응	정상; 최대 혈압은 기대치보다 낮음
전신 혈관 저항	일반적으로 상승
폐혈관 저항	일반적으로 상승
좌심실수축기능 (구축분획)	안정 시 및 운동 시 정상 범위
이완기 기능	장애: 운동 시 일회박출량의 상승치가 정상보다 적음
골격근 이상	유산소 대사 에너지 생성에 대한 의존도가 높아짐
환기	효능이 정상 보다 떨어짐 분당 탄산가스배출량에 대한 분당 폐환기량의 비 증가 숨가쁜 느낌이 증가, 운동시 일회 호흡량의 상승이 적음 확산 장애
동맥-혼합 정맥내 산소 농도	안정 시 정상, 운동 시 장애

당뇨병에 영향받는 계통

계통	장애/이상	재활 의료진의 주의사항
심혈관	- 혈압상승 - 사지 및 소혈관 순환장애 - 무증상 허혈/무증상 심근 경색	- 안정 시 및 활동 시 혈압 주시 - 창상 평가 - 활동 시 증상 주시; 숨이 가쁜지 확인: 협심증이 아님
내분비	- 콜레스테롤 상승 - 중성 지방 상승	- 임상병리검사 결과 평가; 지질 조절을 위한 의뢰
피부	- 순환 장애로 인한 치유 장애	- 피부 평가; 수술 후 반흔/절개 평가
신경	■ 말초 신경병증 ■ 손과 발에 감각 저하 ■ 가슴통증의 느낌 저하 ■ 자율신경병증 ■ 기립성 저혈압 ■ 비정상 생체 징후 반응	■ 피부 검사, 발 관리 및 좋은 신발 착용 ■ 숨 가쁨 = 당뇨 환자에서의 협심증/전형적인 협심증을 지각하지 못할 수 있음 ■ 모든 활동 시 생체 징후를 주시
눈	■ 망막병증: 시력 감소	■ 시력 평가
신장	■ 신동맥 질환; 사구체 기능 장애, 여과 장애	■ 임상병리검사(혈중요소질소 및 크레아틴)을 통해 신장 문제를 배제

저혈당의 증후/증상

아드레날린성 증후/증상: 위약, 발한, 빠른맥, 두근거림, 떨림, 신경쇠약, 초조, 입과 손가락 저린 증상, 배고픔, 오심, 구토

신경성혈당저하 증후/증상: 두통, 저체온, 시각 장애, 정신적 둔마, 혼돈, 기억상실, 경련, 혼수

당뇨 환자의 운동 시 고려사항

- 사용되는 인슐린의 종류
- 인슐린 효과의 발현 시간
- 인슐린 최대 효과
- 인슐린 효과 지속 기간

주사 부위
인슐린 투여와 운동 시작간의 시간 간격
운동과 마지막 식사와의 시간 간격
인슐린 체중 조절에 대해 표 7 참조

체중에 따른 기초대사율 예측 공식

남성		여성	
나이(세)	Kcal/day	나이(세)	Kcal/day
18–30	15.3 X wt in kg +679	18–31	14.7 X wt in kg + 496
30–60	11.6 X wt in kg + 879	30–61	8.7 X wt in kg + 829
>60	13.5 X wt in kg + 487	>61	10.5 X wt in kg + 596

건강한 체중감량 프로그램의 주요 요소

총 칼로리	여성: 하루 1200 cal 보다 적으면 안 됨 남성: 하루 1500 cal 보다 적으면 안 됨
지방	칼로리의 30% 미만, 포화 지방 및 트랜스 지방산 감소
단백질	칼로리의 20~25%, 하루 75g 이상
탄수화물	칼로리의 50% 과일 및 야채를 5번 이상 섭취 단당류 섭취 감소, 다당류 섭취 증가 (녹말)
식이섬유	음식으로부터 하루 20~30g
수분	하루 1L 이상
알콜	섭취 제한

심박동기, ICD, IABP를 지닌 환자

침습적 감시/기구	전문가를 위한 정보
심박동기 ■ 고정율형(FR)	심박동기의 종류를 확인. FR: 활동에 따라 심박동수가 증가하지 않음; 정해진 심박동수로 심장 수축
■ 요구형(D)	D: 심박동수는 활동에 따라 증가
■ 방실 연속형 (A-V sequential)	심박동기는 정해진 비율보다 심박동수가 떨어지면 심실 수축을 유도 A-V: 가장 흔한 심박동기; 심방이 자극되어 탈분극하고 다음에 심실이 탈분극 이식 후 24~72시간 동안은 좌측 상지를 어깨 위로 하는 관절움직임 제한
■ ICD (이식형 제세동기)	생명을 위협하는 부정맥을 교정. 급사의 위험이 높은 환자에서 사용. 이식 후 24~72시간 동안은 좌측 상지를 어깨 위로 하는 관절움직임 제한

심박동기, ICD, IABP를 지닌 환자 (계속)

침습적 감시/기구	전문가를 위한 정보
■ IABP (대동맥내 풍선 펌프)	이완기 혈압을 높이고, 심장동맥혈류를 증가시키기 위해 사용: 혈역학적으로 불안정 한 환자에서 사용. 엉덩관절 굽힘을 70° 미만으로 유지. 관절운동 및 침상내 움직임만 허용

질병 관리 결과

심장 재활 결과

행동학적 결과: 식이: 식이, 체중 조절에 순응, 운동: 운동 프로그램, 금연, 스트레스 감소에 순응, 증후/증상의 인지, 의학적 관리

임상적 결과: 체중/체질량지수, 혈압, 지질, 기능적 능력, 혈중 니코틴 농도, 산소 포화도, 증상 조절, 사회심리적: 직업/여가에 복귀, 심리적 상태, 의학적 유용, 입원, 약물, 의사/응급실 방문

건강 결과: 이환율, 추후 발생: 심근 경색, 심장동맥우회술, 풍선확장술, 새로운 협심증, 심각한 부정맥, 사망율, 삶의 질, 도구: 일반적 또는 질환-특이적

호흡 재활 결과

행동학적 부문: 금연, 호흡재교육, 대처 방안, 기관지 위생, 약물 집착, 보조 산소 사용, 속도 조절 기술, 에너지 보존, 성기능, 식이 집착

임상적 부문: 피로, 우울/불안, 신체적 수행 능력 측정, 운동 지속기간, 보행 검사 시 운동 수행, 노작성 호흡곤란, 일상 활동 시 호흡곤란

건강 부문: 사망률, 건강 관련 삶의 질, 이환율, 재입원 횟수, 의사 방문간 기간, 의료 시설 이용, 응급실 방문 횟수

서비스 부문: 환자 만족도

치료 패턴에 대한 평가 사항		
치료 패턴	**포함된 진단명**	**예후**
6A: 심혈관/폐 질환에 대한 일차성 예방 및 위험 감소	당뇨, 비만, 고혈압, 비활동적 삶의 방식, 흡연, 고콜레스테롤혈증, 고지혈증	환자는 치료적 운동, 유산소 조건화, 기능적 훈련 및 삶의 방식 변화를 통해 심혈관/폐 질환에 대한 위험을 감소
6B: 탈조건화와 연관된 유산소 용적/지구력 장애	후천성면역결핍증, 심혈관 질환, 만성 계통 부전, 비활동, 다중 계통 장애, 근골격 질환, 신경근 질환, 폐질환	6~12주 내에 환자는 최적의 유산소 용적/지구력 및 가정, 직장, 사회 및 여가 환경에서 기존의 기능 수준 이상을 보일 수 있음
6C: 환기, 호흡/가스 교환 및 기도 청소 기능이상을 동반한 유산소 용적/지구력 장애	급성 폐 질환, 급성/만성 산소 의존, 골수/줄기세포 이식, 심흉부 수술, 기저 호흡음 증가, 만성폐쇄성폐질환, 자주 재발하는 폐감염, 고형 장기 이식, 기관절제술 또는 미세기관절제술	12~16주 내에 환자는 최적의 환기, 호흡/가스 교환, 유산소 용적/지구력 및 가정, 직장, 사회 및 여가 환경에서 장애 수준내에서 기존의 기능 수준 이상을 보일 수 있음

치료 패턴에 대한 평가 사항 *(계속)*		
치료 패턴	**포함된 진단명**	**예후**
6D: 심혈관 펌프 기능 이상 또는 부전과 연관된 유산소 용적/지구력 장애	혈관확장술/죽상반절제술, 방실차단, 심장성 쇼크, 심근병증, 심흉부 수술, 복합 심실 부정맥, 심근 경색(기능이상 빛 부진), 선천성 심장 이상, 심장동맥 질환, 구획분출 감소 (<50%), 당뇨, 운동성 심근 허혈, 고혈압성 심질환, 비악성 부정맥, 판막성 심장병	6~12주 이내에 심혈관 ***펌프 기능이상***을 동반한 환자는 최적의 유산소 용적/지구력 및 가정, 직장, 사회 및 여가 환경에서 기존의 기능 수준 이상을 보일 수 있음 8~16주 이내에 심혈관 ***펌프 기능부전***을 동반한 환자는 최적의 유산소 용적/지구력 등을 보일 수 있음
6E: 환기 펌프 장애 및 부전을 동반한 환기 및 호흡/가스 교환 장애	- 단순방사선검사상 가로막 상승 및 용적 감소, 신경근 질환, 부분/완전 가로막 마비, 소아마비, 폐섬유화증, 제한성 폐질환, 심한 척주뒤옆굽음증, 척추/뇌 종양, 척수손상	3~6주 이내에 ***심실 펌프 기능 이상 또는 가역성 심실 펌프 부전***을 동반한 환자는 환기, 호흡/가스 교환에서 최적의 독립성을 보이며 가정, 직장, 사회 및 여가 환경에서 장애, 기능적 제한, 장해 내에서 기존의 기능 수준 이상을 보일 수 있음 9~10주 이내에 ***지속적, 심한 또는 만성 심실 펌프 부전***을 동반한 환자는 환기, 호흡/가스 교환 등에서 최적의 독립성을 보일 수 있음 *(다음 페이지 본문 계속)*

치료 패턴에 대한 평가 사항 *(계속)*		
치료 패턴	**포함된 진단명**	**예후**
6F: 호흡 부전과 연관된 환기 및 호흡/가스 교환 장애	비정상 단순방사선, 급성 신경근 기능이상, 성인호흡곤란증후군, 비정상 폐포-동맥 산소 분압차이, 천식, 심흉부 수술, 만성폐쇄성폐질환, 보조 산소를 사용해서 산소 분압을 유지하지 못하는 경우, 다중 계통 부전, 폐렴, 폐이식 전/후 또는 거부 반응, 안정시 또는 활동시 급격한 동맥 이산화탄소 상승, 패혈증, 가슴 또는 다중 계통 외상	72시간 이내에 ***급성 가역성 호흡 부전***을 동반한 환자는 호흡/가스 교환 및 유산소 용적/지구력 장애에서 최적의 독립성을 보이며 가정, 직장, 사회 및 여가 환경에서 기존의 기능 수준 이상을 보일 수 있음 3주 이내에 지속적 ***가역성 호흡 부전***을 동반한 환자는 환기 등에서 최적의 독립성을 보일 수 있음 4~6주 이내에 ***심한 또는 만성 가역성 호흡 부전***을 동반한 환자는 환기 등에서 최적의 독립성을 보일 수 있음
6G: 신생아 호흡 부전과 연관된 환기, 호흡/가스 교환 및 유산소 용적/지구력 장애	비정상 가슴 수술, 무호흡 및 느린맥, 기관지폐 이형성, 선천형 기형, 유리막병증, 태변흡입증후군, 신경혈관질환, 폐렴, 움직임 또는 울음시 급속한 산소포화도 감소	6~12개월 이내에 환자는 최적의 호흡/가스 교환 및 유산소 용적/지구력, 연령에 합당한 기존의 기능 수준 이상을 보일 수 있음

치료 패턴에 대한 평가 사항 *(계속)*		
치료 패턴	**포함된 진단명**	**예후**
6H: 림프계 질환과 연관된 순환 및 측정 차원의 장애	후천성면역결핍증, 봉와직염, 사상충증, 감염/패혈증, 림프부종, 방사선조사후, 재건술, 반사싱 교감신경 이영양증, 림프절 절제 후 상태, 외상	1~8주 내에 ***경도의 림프부종을 동반한 환자(환측 사지와 건측 간의 차이가 3cm 미만)***는 최적의 순환 및 측정 차원, 가정, 직장, 사회 및 여가 환경에서 상애, 기능적 제한, 장해 내에서 기존의 기능 수준 이상을 보일 수 있음 1~8주내에 ***중등도의 림프부종을 동반한 환자(3~5cm 차이)***는 최적의 순환 등을 보임 8주내 ***심한 림프부종을 동반한 환자(5cm 이상 차이)***는 최적의 순환 등을 보임

HAPTA: Guide to Physical Therapist Practice, 2nd ed. Physical Therapy (2001) 81(9), 744.

근골격계 평가

간이 선별검사

상지 선별검사

1. 자세 평가
2. 목뼈 능동 관절운동범위
3. 증상 없을 때에는 수동적으로 과도한 압력 부여
4. 저항성 근육 검사 (목뼈 1번)
5. 저항성 어깨 올림(목뼈 2 , 3 , 4번)
6. 저항성 어깨 벌림 (목뼈 5번)
7. 능동 어깨 굽힘 및 돌림
8. 저항성 팔꿈치 굽힘 (목뼈 6번)
9. 저항성 팔꿈치 폄 (목뼈 7번)
10. 능동 팔꿈치 관절범위운동
11. 저항성 손목 굽힘 (목뼈 7번)
12. 저항성 손목 폄 (목뼈 6번)
13. 저항성 엄지 폄 (목뼈 8번)
14. 저항성 손가락 벌림 (등뼈 1번)
15. 위운동신경세포 손상에 대한 바빈스키 반사 검사

하지 선별검사*

1. 자세 평가
2. 허리뼈 앞, 뒤, 옆방향 능동 구부리기
3. 발가락 들기 (엉치뼈 1번)
4. 발뒤꿈치 보행 (허리뼈 4, 5번)
5. 허리뼈 능동 돌림
6. 증상 없을 때에는 수동적으로 과도한 압력 부여
7. 하지 직거상 (허리뼈 4 , 5 ,엉치뼈 1번)
8. 엉치엉덩관절 spring 검사
9. 저항성 엉덩이 굽힘 (허리뼈 1 , 2번)
10. 엉덩이 수동 관절운동범위
11. 저항성 무릎 폄 (허리뼈 3 , 4번)
12. 무릎 굽힘, 폄, 안쪽 및 가쪽 경사
13. 넙다리신경 신장
14. 위운동신경세포 손상에 대한 바빈스키 반사 검사

*Adapted from Cyriax & Cyriax: Illustrated manual of Orthop Med, ed 2. Butterworth, 1993.

통증 평가
Ransford 통증 평가

/// 칼로 쑤시는 통증
XXX 타는 듯한 통증
000 바늘로 찌르는 듯한 통증
=== 마비

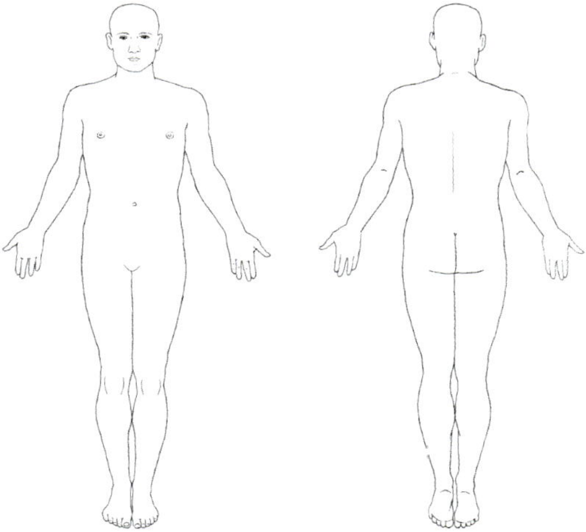

통증 유형과 위치를 표시하시오. 통증 설명을 기호를 사용하시오. 현재 손상 또는 상태와 관련된 통증을 표시하시오.

From Gulick D: OrthoNotes: Clinical Examination Pocket Guide. Philadelphia, F.A. Davis Co., 2005, p.113.

Ransford 점수 체계	
다음 사항에 대해 통증이 있는 경우 각 2점씩 부여:	점(Points)
■ 전체 다리	
■ 다리 앞면	
■ 앞쪽 정강부위	
■ 다리 뒷면 및 무릎	
■ 넙다리 둘레	
■ 옆쪽 다리 전체	
■ 발 둘레	
■ 앞쪽 무릎 및 발목	
■ 다리 전체	
■ 배 전체	
가산점	
■ 통증의 확장 및 확대 (1~2점) ■ 엉덩뼈능선, 샅고랑, 샅의 앞면으로 방사되는 요통 ■ 도표를 벗어나는 부위에 그려진 통증	
■ 부가 설명, 원, 선, 화살표 (각 1점)	
■ 통증 부위 그림 (작은 부위는 1점, 큰 부위는 2점)	
총점	

해석

3점 이상인 경우, 심리적 요인에 영향을 받을지도 모르는 통증 감각을 나타내는 것으로 간주

통증 질문

1. 통증 부위는 어디인가? ______
2. 어떻게 하면 통증이 유발되는가? ______
3. 어떻게 하면 통증이 소실되는가? ______
4. 통증이 다른 곳으로 이동되는가? ______
5. 항상 같은 통증을 느끼는가? ______
6. 언제 통증이 가장 심한가? ______
7. 언제 통증이 가장 덜 심한가? ______
8. 관절 부종이 동반되어 있는가? ______
9. 근육 경련과 동반된 통증이 있는가? ______
10. 마비나 저린 증상, 타는 듯한 통증이 있는가? ______
11. 통증과 동반된 온열감이 있는가? ______

전신 침범 가능성에 대한 의학적 선별 검사: 통증과 동반된 증상

다음 사항에 대해 "예" 이면 이들 증상이 양측성으로 나타나는지 확인할 것 (Blumberg 징후: 촉진 시 압통)

____ 화상
____ 호흡곤란
____ 삼킴곤란
____ 어지럼
____ 두근거림
____ 두통 또는 시력변화
____ 애성
____ 알려진 손상의 기전없이 잠행성 발병
____ 구토
____ 마비 또는 저린감
____ 자세변화나 휴식에도 불구하고 지속되는 증상
____ 야간 발한
____ 색조침착 또는 변화, 부종, 발진, 위약, 마비, 저린감, 화상
____ 골반 병변에 대한 Psoas 검사: 누운 자세에서 다리를 30° 들고 엉덩관절에 저항을 주면서 굽힘

- ■ + 양성 : 골반 염증 또는 감염/복통
- ■ − 음성 : 엉덩관절/허리 통증 시사

의학적 선별 검사 *(계속)*

____ 예정된 치유 기간을 지난 증상의 지속
____ 손상의 정도보다 훨씬 심한 증상
____ 박동성
____ 설명할 수 없는 체중의 감소, 창백, 배변/배뇨 변화
____ 극심한 좌측 어깨 통증 (비장으로부터 오는 연관통일 수 있음)
____ 구토
____ 위약

성인 관절운동범위 (미국정형외과학회)*

관절/운동	범위(도)
목뼈 – 굽힘	0–45
– 폄	0–45
– 가쪽 굽힘	0–45
– 회전	0–60
어깨관절 – 굽힘	0–180
– 폄	0–60
– 벌림	0–180
– 안쪽돌림	0–70
– 바깥돌림	0–90
– 수평 모음	0–135
팔꿈치관절 – 굽힘	0–150
노자관절 – 엎침	0–80
– 뒤침	0–80
손목관절 – 굽힘	0–80
– 폄	0–70
– 노쪽 편위	0–20
– 자쪽 편위	0–30

성인 관절운동범위 (미국정형외과학회)* *(계속)*

관절/운동	범위 (도)
등허리/허리엉치관절 – 굽힘	0–80(or 4 inches)
– 폄	0–(20–30)
– 가쪽 굽힘	0–35
– 회전	0–45
엉덩관절 – 굽힘	0–120
– 폄	0–30
– 벌림	0–45
– 모음	0–30
– 안쪽돌림	0–45
– 바깥돌림	0–45
무릎관절 – 굽힘	0–135
발목관절 – 발바닥굽힘	0–50
– 발등굽힘	0–20
목말밑관절 – 내번(inversion)	0–35
– 외번(eversion)	0–15

*AAOS = American Academy of Orthopedic Surgeons

수동적 관절범위운동 시 흔한 끝부분 감각

낭성 (capsular)	천천히 저항이 점차 증가됨(벨트를 당길 때와 유사; 무릎관절의 폄)
인대성의 (ligamentous)	낭성과 유사하나 약간 더 단단함: 통증 없이 완전히 멈춤
연부조직근접화	아프게 쥐어짜는 듯한 느낌: 주변 연부조직과의 접촉에 의해 움직임이 멈춤
뼈사이 접촉	딱딱하며, 갑작스러운 멈춤
근육 긴장/유연	다른 연부조직과 유사한 근육의 반응이 느껴지나 잡았다 놓을 때 바뀜: 근 긴장으로 인해 움직임 제한

(다음 페이지에 계속)

수동적 관절범위운동 시 흔한 끝부분 감각 *(계속)*	
용수철성(springlike)	근육의 반응이 주어진 압력과 같거나 반대방향임
결여(empty)	통증으로 인해 끝부분 감각을 측정할 수 없음

근력 측정 (등급제)*

등급	정의
5 (normal)	중력에 저항하는 완전한 관절운동범위; 최대 저항에 대해 마지막 범위 유지
4 (good)	중력에 저항하는 완전한 관절운동범위; 강한 저항에 대해 마지막 범위 유지
3+ (fair+)	중력에 저항하는 완전한 관절운동범위; 약한 저항에 대해 마지막 범위 유지
3 (fair)	중력에 저항하는 완전한 관절운동범위; 어떤 저항에도 마지막 범위를 유지 못함
2 (poor)	중력이 제거된 자세에서 완전한 관절운동범위
1 (trace)	움직임은 없으나 근육의 수축 활동이 관찰되거나 촉진됨
0 (none)	근육의 활동이 관찰되지 않음

*Hislop and Montgomey grading

분절별 운동신경 분포: 상지

C4 | C5 | C6 | C7 | C8 | T1

어깨 Shoulder

- 가시위근(supraspinatus)
- 작은원근(teres minor)
- 세모근(deltoid)
- 가시아래근(infraspinatus)
- 어깨밑근(subscapularis)
- 큰원근(teres major)

위팔 Arm

- 위팔두갈래근(biceps)
- 위팔근(brachialis)
- 부리위팔근(Coracobrachialis)
- 위팔세갈래근(triceps brachialis)
- 팔꿈치근(anconeus)
- 긴뒤침근 (supinator longus)

아래팔 Forearm

- 짧은뒤침근(supinator brevis)
- 노쪽손목폄근(extensor carpi radialis)
- 엎침근(pronator teres)
- 노쪽손목굽힘근(flexor carpi radialis)
- 긴엄지굽힘근(flexor pollicis longus)
- 짧은엄지폄근(extensor pollicis brevis)
- 긴엄지폄근(extensor pollicis longus)
- 긴손가락폄근(extensor digitorum longus)
- 고유집게폄근(extensor indicis proprius)
- 자쪽손목폄근(Extensor carpi ulnaris)
- 새끼폄근(extensor digiti quinti)
- 얕은손가락굽힘근(flexor digitorum sublimis)
- 깊은손가락굽힘근(flexor digitorum profundus)
- 네모엎침근(pronator quadratus)
- 자쪽손목굽힘근(flexor carpi ulnaris)
- 긴손바닥근(palmaris longus)

손 Hand

- 짧은엄지벌림근(abductor pollicis brevis)
- 짧은엄지굽힘근(flexor pollicis brevis)
- 엄지맞섬근(opponens pollicis)
- 새끼굽힘근(flexor digiti quinti)
- 새끼맞섬근(opponens digiti quinti)
- 엄지모음근(adductor pollicis)
- 짧은손바닥근(palmaris brevi)
- 새끼벌림근(abductor digiti quinti)
- 벌레근(lumbricales)
- 뼈사이근(interossei)

분절별 운동신경 분포: 하지

L1 L2 L3 L4 L5 S1 S2

엉덩이 Hip

- 엉덩근(iliopsoas)
- 넙다리근막긴장근(tensor fasciae latae)
- 중간볼기근(gluteus medius)
- 작은볼기근(gluteus minimus)
- 넙다리네갈래근(quadratus femoris)
- 아래쌍둥이근(gemellus inferior)
- 위쌍둥이근(gemellus superior)
- 큰볼기근(gluteus maximus)
- 속폐쇄근(obturator internus)
- 궁둥구멍근(piriformis)

넙다리 Thigh

- 넙다리빗근(sartorius)
- 두덩근(pectineus)
- 긴모음근(adductor longus)
- 넙다리네갈래근(quadratus femoris)
- 두덩정강근(gracilis)
- 짧은모음근(adductor brevis)
- 바깥폐쇄근(obturator externus)
- 큰모음근(adductor magnus)
- 작은모음근(adductor minimus)
- 반힘줄모양근(semitendinosus)
- 반막모양근(semimembranosus)
- 넙다리두갈래근(biceps femoris)

다리 Leg

- 앞정강근(tibialis anticus)
- 긴엄지폄근(external hallucis longus)
- 오금근(popliteus)
- 장딴지빗근(plantaris)
- 긴발가락폄근(external digitorum longus)
- 가자미근(soleus)
- 장딴지근(gastrocnemius)
- 긴종아리근(peroneus longus)
- 짧은종아리근(peroneus brevis)
- 뒤정강근(tibialis posterior)
- 긴발가락굽힘근(flexor digitorum longus)
- 긴엄지굽힘근(flexor hallucis longus)

발 Feet

- 짧은엄지폄근(extensor hallucis brevis)
- 짧은발가락폄근(extensor digitorum brevis)
- 짧은발가락굽힘근(flexor digitorum brevis)
- 엄지벌림근(abductor hallucis)
- 짧은엄지굽힘근(flexor hallucis brevis)
- 벌레근(lumbricales)
- 엄지모음근(adductor hallucis)
- 새끼벌림근(abductor digiti quinti)
- 새끼굽힘근(flexor digiti quinti)
- 새끼맞섬근(opponens digiti quinti)
- 발바닥네모근(quadratus plantaris)
- 뼈사이근(interossei)

관절 상태 검사

관절	인대/관절 검사	기술
어깨관절	불안정검사	어깨관절을 90° 벌리고 가능한 범위까지 바깥돌림시킴
	봉우리빗장전단검사	봉우리빗장관절을 앞뒤로 압박
	부리빗장검사	옆으로 누운 후, 상지를 등 뒤로 하고 어깨뼈 아래각(원뿔인대)을 벌리거나 어깨뼈 안쪽경계(마름인대)를 벌림
손목관절	안쪽/가쪽 곁인대	내반력 = 가쪽곁인대/노쪽곁인대 외반력 = 안쪽곁인대/자쪽곁인대
팔꿈치관절 및 손	손목 및 손가락의 곁인대	내반력 = 가쪽곁인대/노쪽곁인대 외반력 = 안쪽곁인대/자쪽곁인대
엉덩관절 (성인)	1. Ortolani 검사 2. Barlow 검사	1. 누운 자세에서 한쪽 엉덩관절을 벌리고, 넙다리를 손가락으로 들면서 엉덩관절을 정복시킴; 다른 손으로 골반을 안정화시킴 2. 누운 자세에서 엄지로 넙다리 안쪽에 대고, 넙다리에 수직으로 압력을 가하면서 엉덩관절을 모음
엉덩관절 (소아)	1. Trendelenburg 검사 2. Scour 검사	1. 반대편 다리를 들고 기립: 골반이 내려가면 중간볼기근의 위약을 나타냄 2. 관절테두리의 파열을 검사하기 위해 넙다리뼈를 아래쪽으로 압박하면서 모음/벌림을 동반하며 안쪽돌림/바깥돌림시킴

(다음 페이지에 본문 계속)

관절 상태 검사(계속)		
관절	인대/관절 검사	기술
무릎관절	곁인대 검사	가쪽곁인대에 대한 내반 부하 검사 안쪽곁인대에 대한 외반 부하 검사
	Lachman 검사	누운자세에서 무릎관절을 30° 굽히고, 정강뼈 몸쪽을 앞으로 이동시키면서 전방십자인대를 검사
	후방전위 검사	누운자세에서 엉덩관절을 45°, 무릎관절을 90° 굽히고, 정강뼈 몸쪽의 뒷면을 잡고, 정강뼈를 넙다리뼈의 뒤로 당기면서 뒤십자인대를 검사
발목관절	전방전위 검사	뒤발꿈치뼈를 잡고 정강뼈/종아리뼈의 앞으로 이동시키면서 앞목말종아리인대의 이완성을 평가
	목말뼈경사 검사	발꿈치뼈를 발바닥쪽으로 굽힌 상태에서 목말뼈에 내반력을 가해 앞목말종아리인대를 검사하며 발꿈치뼈가 중립상태에서는 발꿈치종아리인대, 발등굽힘 상태에서는 뒤목말종아리인대를 검사
	압박 검사	누운자세에서 양측 무릎관절을 펴고 정강뼈/종아리뼈를 몸쪽부위(무릎관절)에서 먼쪽부위까지 같이 압박하여 정강뼈-종아리뼈 사이 결합인대 염좌를 평가

가장 흔한 무릎관절 안정성 검사

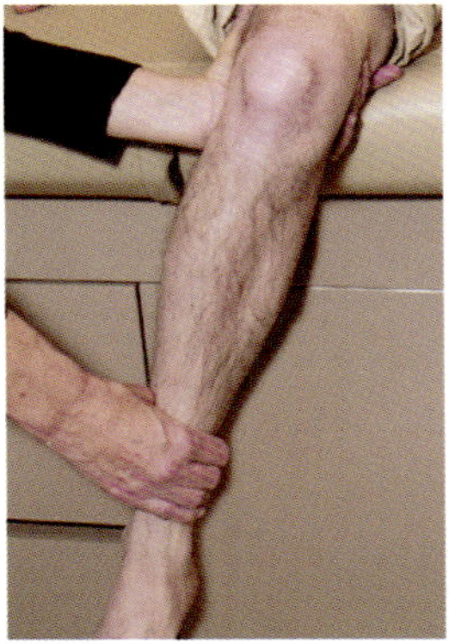

외반 부하 검사

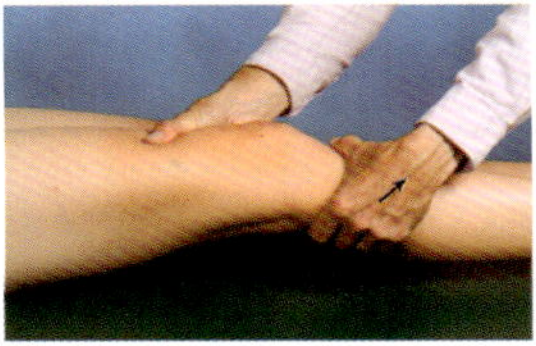

Lachman 검사

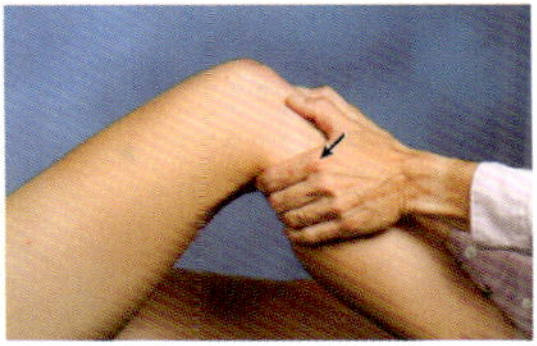

후방전위 검사

척추 이동성

후관절 기능과 관련된 척추의 움직임

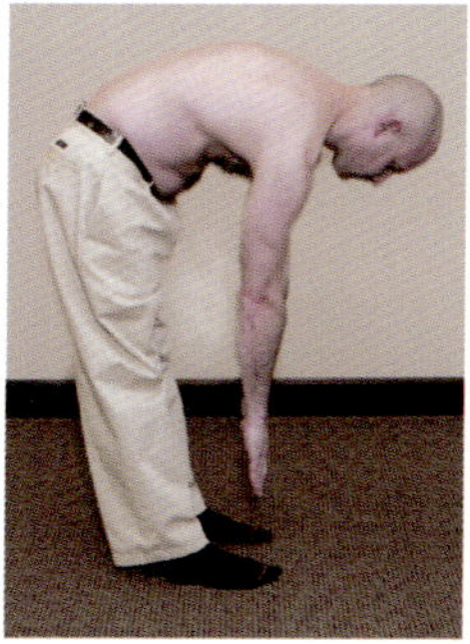

(A) 전방으로 구부리는 움직임, 후관절 열림

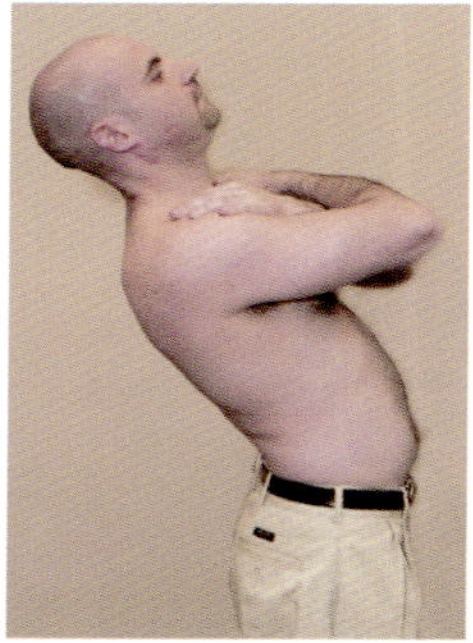

(B) 후방으로 구부리는 움직임, 후관절 닫힘

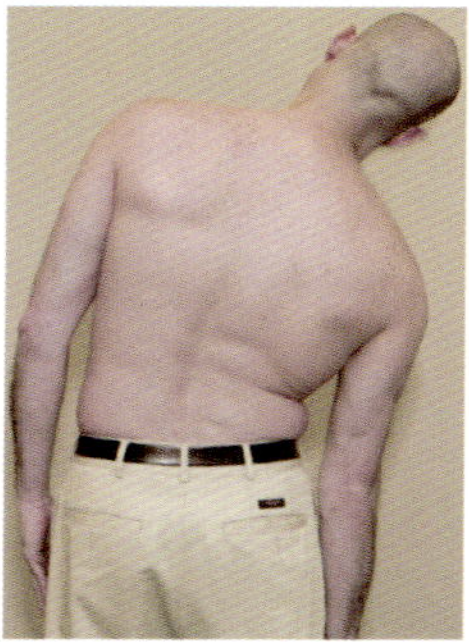

(C) 우측 측면으로 구부리는 움직임, 우측 후관절 닫히고 좌측 후관절 열림

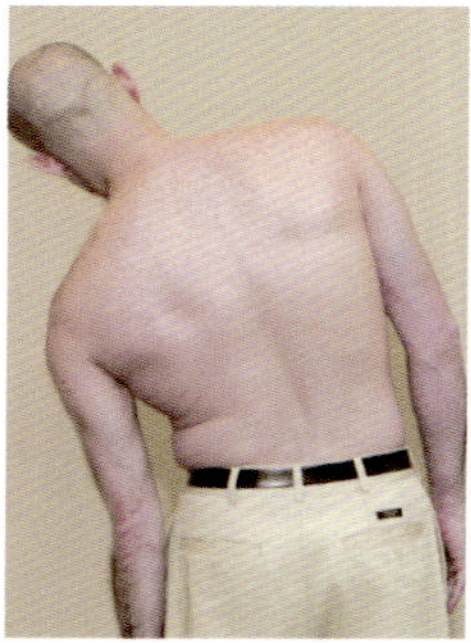

(D) 좌측 측면으로 구부리는 움직임, 우측 후관절 열리고 좌측 후관절 닫힘

운동 조절

임무	장애의 수준			
	정상	최소	중간	최대
지각				
주의				
인지				
각성				
감각				
긴장				
움직임 양상				
좌위 시 균형				
기립 시 균형				

Courtesy of Dawn Gulick.

자세 평가

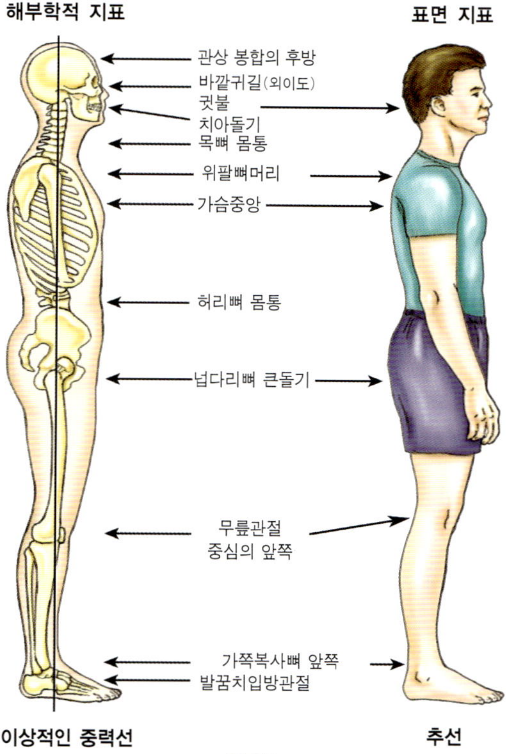
해부학적 지표
표면 지표
관상 봉합의 후방
바깥귀길(외이도)
귓불
치아돌기
목뼈 몸통
위팔뼈머리
가슴중앙
허리뼈 몸통
넙다리뼈 큰돌기
무릎관절
중심의 앞쪽
가쪽복사뼈 앞쪽
발꿈치입방관절
이상적인 중력선
추선

측면상

자세 평가 *(계속)*

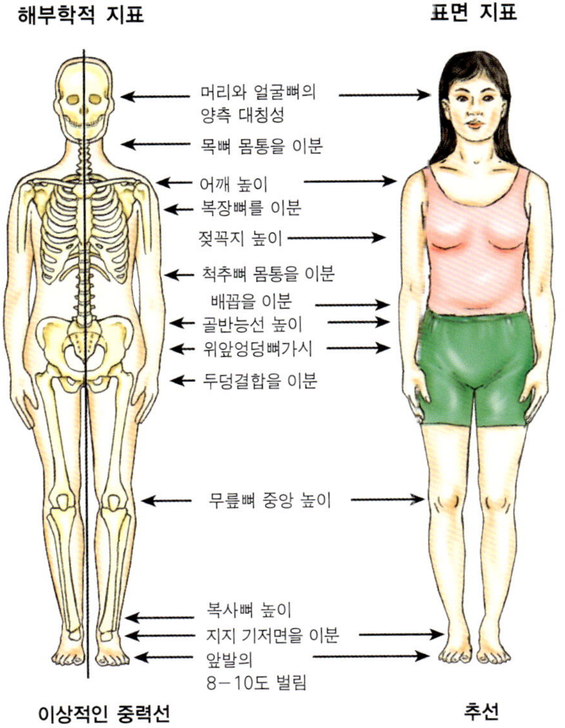
해부학적 지표
표면 지표
머리와 얼굴뼈의 양측 대칭성
목뼈 몸통을 이분
어깨 높이
복장뼈를 이분
젖꼭지 높이
척추뼈 몸통을 이분
배꼽을 이분
골반능선 높이
위앞엉덩뼈가시
두덩결합을 이분
무릎뼈 중앙 높이
복사뼈 높이
지지 기저면을 이분
앞발의 8–10도 벌림
이상적인 중력선
추선

정면상

자세 변화

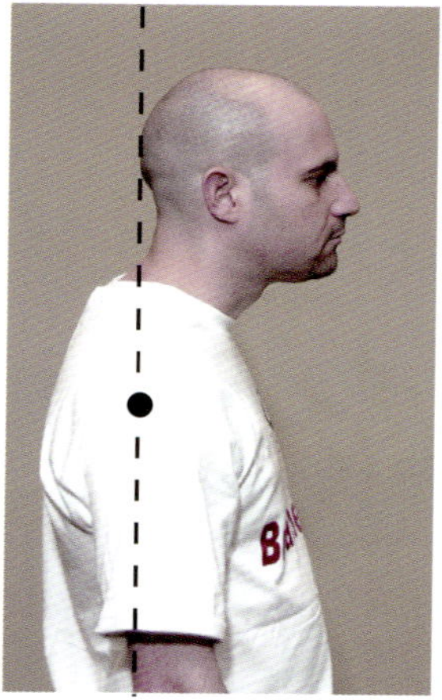

머리 전방 전위
(forward head)

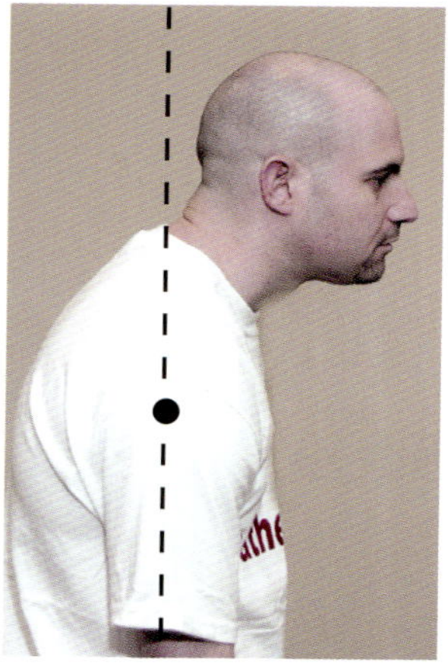

척주뒤굽음증
(kyphosis)

자세 변화 (계속)

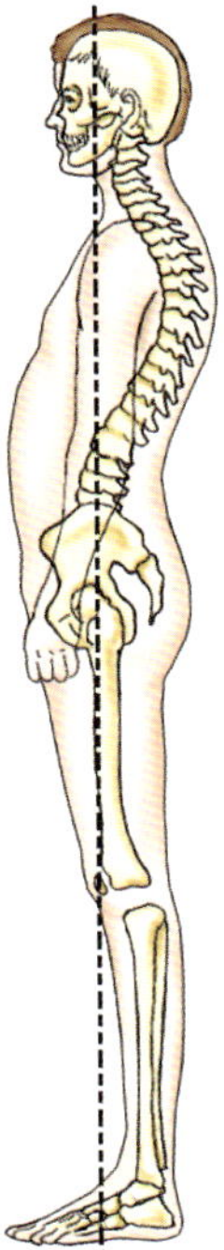

척주앞굽음 증가
(increased lordosis)

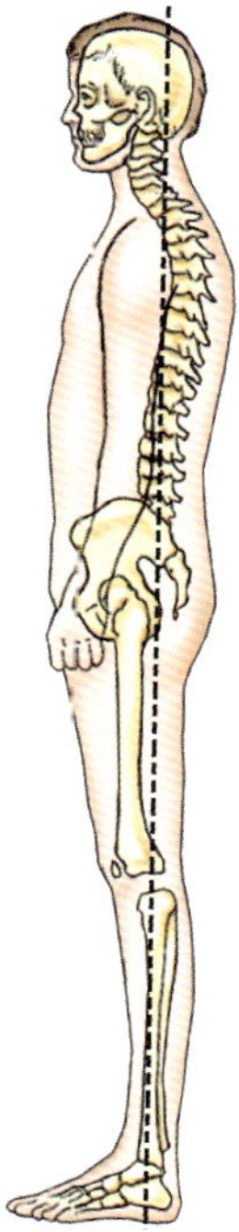

평편등
(flat back)

자세 변화 (계속)

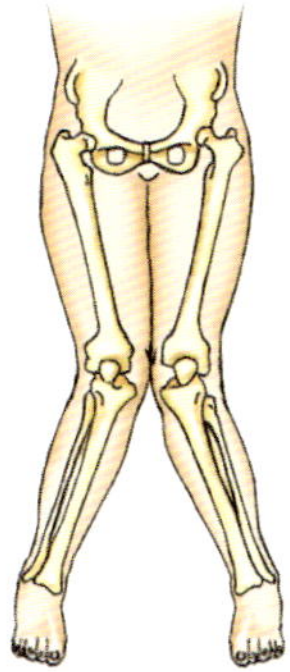

(A) 밖굽이무릎(외반슬, Genu valgus)

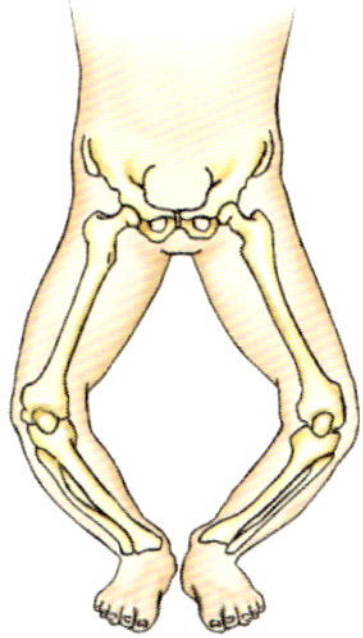

(B) 안굽이무릎(내반슬, Genu varus)

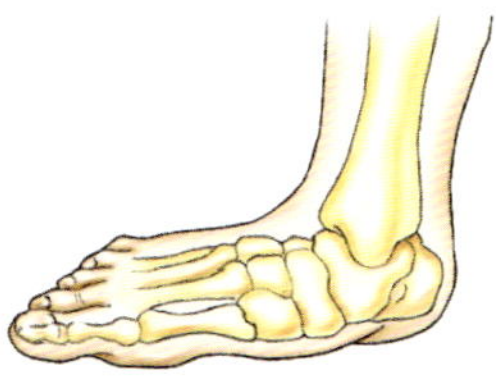

엎침발(pronated foot)

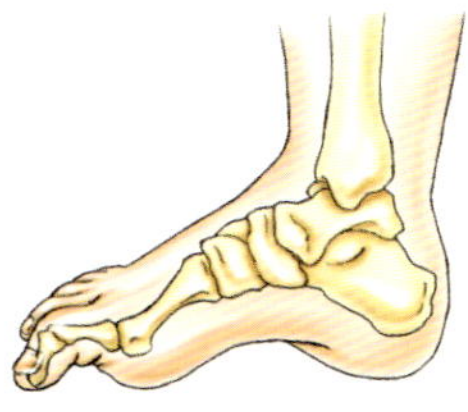

뒤침발(supinated foot)

자세 변형 용어	변형과 관련된 흔한 문제점
머리 전방 전위	상부 경부 통증, 두통, 척추 변형으로 진행: 등뼈 뒤굽음증, 허리뼈 앞굽음 감소
목뼈/등뼈 뒤굽음증	상부 경부 통증, 두통, 어깨뼈 벌림, 후방 몸통 근육의 신장 및 위약, 전방 체간 근육의 수축
날개어깨뼈 어깨뼈 내림/올림 어깨뼈 뒷당김	상지 약화, 어깨뼈 안정근 (앞톱니근, 가운데/아래 등세모근) 위약 위쪽 가슴 근육 연축
허리뼈 앞굽음 증가	폄 증가, 굽힘 감소, L4/ L5/S1 부위에 전단력 증가, 복근 근력 감소, 엉덩관절 굽힘근 수축, 척추원반 질환 위험성 증가
허리뼈 앞굽음 감소	척추원반 질환에 이환될 가능성 증가
밖굽이무릎 (a) 안굽이무릎 (b)	(a) 안쪽 무릎관절 및 발목관절, 가쪽 엉덩관절 통증 (b) 가쪽 무릎관절 및 발목관절
평편발	무릎관절에 외반력 증가; 발목관절에 비정상적인 스트레스 증가
휜발	모든 하지 구조와 척추에 스트레스 증가

인체 공학 및 신체 역학

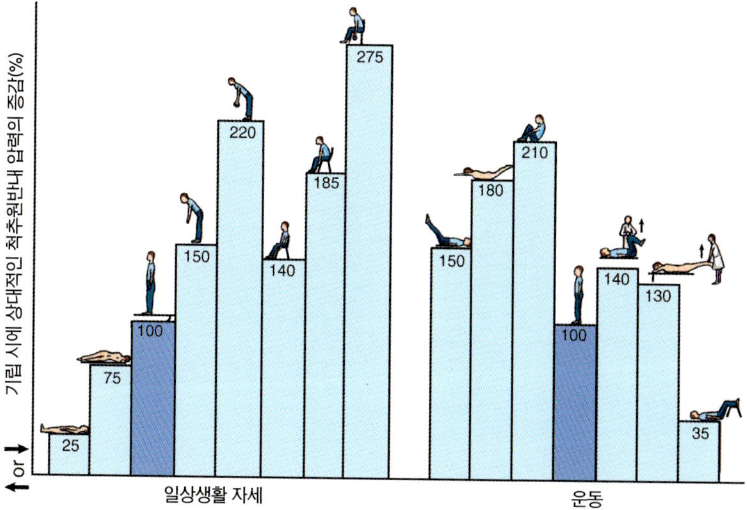

출처: Nachemson A. The lumbar spine: An orthopedic challenge. Spine 1:50-71, 1976.

목과 허리 손상의 방지

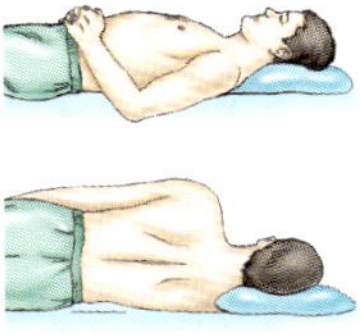

활동: 수면

바른 자세: 베개는 척추를 곧게 만들고 목과 허리를 중립에 위치시켜야 함

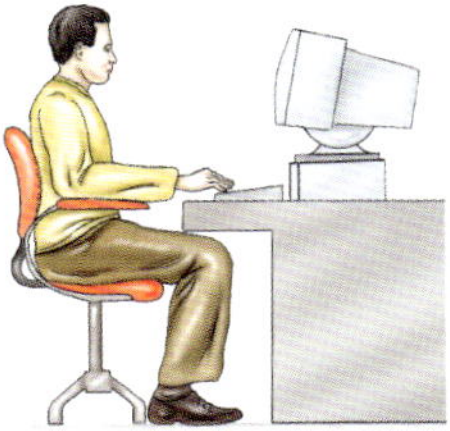

활동: 작업시 앉은 자세

바른 자세: 모니터가 눈 높이가 되도록 책상, 의자와 모니터를 조절

팔걸이의 사용

의자의 등받이에 허리를 기대고 앉기

무릎은 엉덩이보다 약간 낮게 위치

발받침의 사용

바른 자세: 손가락만을 사용

손목을 곧게 유지

손목에 부담을 줄이기 위해 손목 부목의 사용을 고려

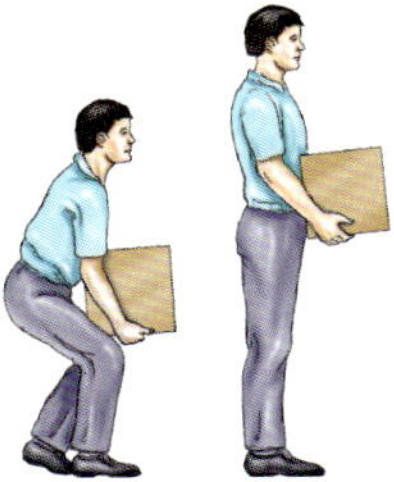

활동: 무거운 물건을 들기

바른 자세: 무게 중심에 가깝게 물건을 유지

배근육을 수축

다리와 엉덩이를 사용해서 들기; 목과 허리를 사용하지 말기

보행, 이동 및 균형

관찰적 보행 분석	정상	비정상
(다리와) 상반되는 팔 흔들기		
어깨와 가슴 돌림		
골반 돌림		
엉덩관절 굽힘 및 폄 (최소 30° 굽힘)		
무릎관절 굽힘 및 폄 (최소 40° 굽힘, 계단에서는 최소 70°)		
발목관절 발등굽힘 및 발바닥쪽굽힘 (최소 15° 발등굽힘, 15° 발바닥쪽굽힘)		
보폭 (우측=좌측)		
활보장 길이 (정상 =70-82cm or 27-32 in)		
발뒤꿈치 상승		
전유각기		
보행속도(정상 = 분당 90~120 스텝)		
골반 올림		
엉덩관절 돌림 및 벌림/모음		
무릎관절 돌림 및 벌림/모음		
발가락벌림의 정도		
지지면의 측정		
목말밑 움직임		

보행이상

기	편향	원인/문제
두 가지 다	진통 보행 ■ 환측 사지의 입각기 기간 감소 ■ 서 있는 사지로의 체중 전달 부족 ■ 건측 유각기에서 감소	하지 또는 골반 부위 통증 편측 사지의 관절운동범위 및 근력 제한
두 가지 다	Trendelenburg 보행 환측 하지로 지지하였을 때 골반이 건측으로 내려가거나 몸통이 환측을 향해 옆으로 굽혀지면서 비틀거리는 보행	중간볼기근 위약
입각기: 발뒤축 접지기	초기 지면 접촉시 몸통을 뒤로 빠르게 움직여서 기립 자세를 유지	큰볼기근의 마비 및 위약
입각기	더 짧은 하지가 지면과 접촉 시: 골반이 옆으로 내려가며 더 긴 하지 관절이 과도하게 굽혀지거나 돌아감	하지 길이 차이
	건측 하지를 늘려서 (hip hiking) 환측 하지로 swing-through(목발 통과 보행)를 가능케 함	엉덩관절 또는 무릎관절 굽힘시 관절의 운동성 저하
	폄을 유발하기 위하여 빠른 발바닥쪽굽힘을 동반한 몸통의 앞쪽 굽힘	넙다리네갈래근의 수축 불능

(다음 페이지에 본문 계속)

보행이상 (계속)

기	편향	원인/문제
입각기	환측의 입각기 감소 및 건측의 보폭 감소; 위약으로 인해 실제 추진이 안됨	발목관절 발바닥쪽굽힘근의 위약 및 마비
	허리뼈 앞굽음 증가 및 몸통의 뒤쪽 굽힘	엉덩관절 굽힘 구축
	말기 입각기 동안 조기 발뒤꿈치 올림; 중기 입각기시 무릎관절 과다폄 및 엉덩관절 굽힘을 동반한 몸통의 앞쪽 굽힘	발목관절 발바닥쪽굽힘 구축
유각기	목발−통과 보행 시작의 어려움; 엉덩관절에서 하지를 돌리며 모음근을 이용하여 목발−통과 보행 시행	허리근의 위약
	발처짐걸음; 발목처짐을 보상하기 위한 엉덩관절 및 무릎관절 굽힘의 증가	발목관절 발등굽힘의 결핍
	지면 접촉시 앞발 부위 접촉	앞정강근 위약
	건측 하지의 후기 유각기에서 조기 입각기시 과도한 발등굽힘; 환측 하지: 말기 유각기시 조기 발뒤꿈치 올림	무릎관절 굽힘 구축

보조기구를 이용한 보행 훈련

보행 양상: 양측 보조 기구를 이용한 4-점 패턴

기술: 목발, 반대측 하지, 다른 목발, 다른 하지의 순서

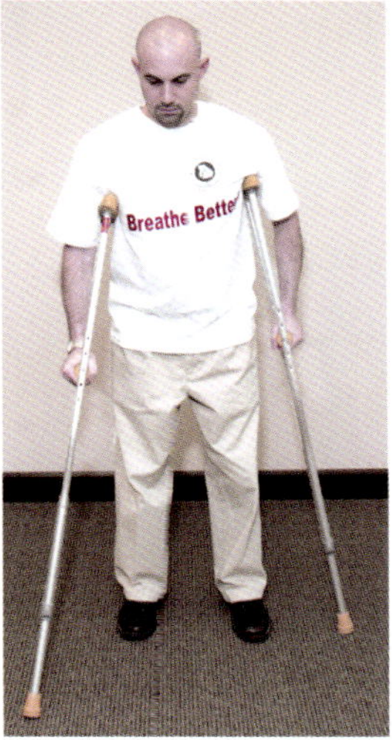

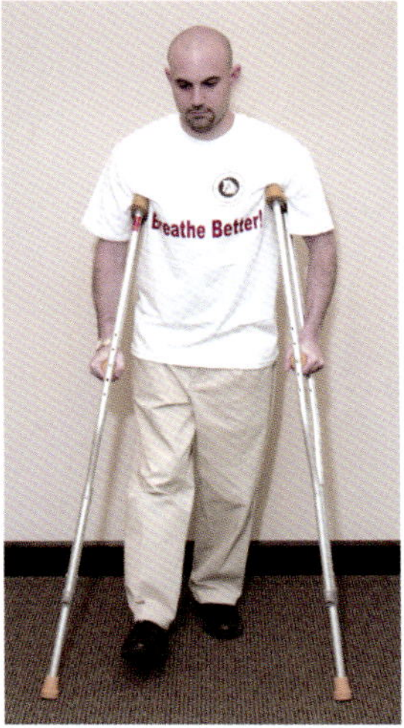

보행 양상: 편측 보조 기구를 이용한 3-점 패턴

기술: 환측 하지의 반대측에 보조 기구 사용: 보조기구, 환측 하지, 건측 하지의 순서

보행기를 먼저 앞으로, 다음에 환측 하지, 다음에 건측 하지

보행 양상: 2-점 패턴: 보조 기구 및 환측 하지를 동시에 움직임

기술(description): 보조 기구 및 환측 하지를 앞으로 움직이고, 그 다음에 건측 하지를 움직임

보행기를 먼저 앞으로, 체중을 지탱하지 않는 환측 하지, 그 다음에 건측 하지의 순서

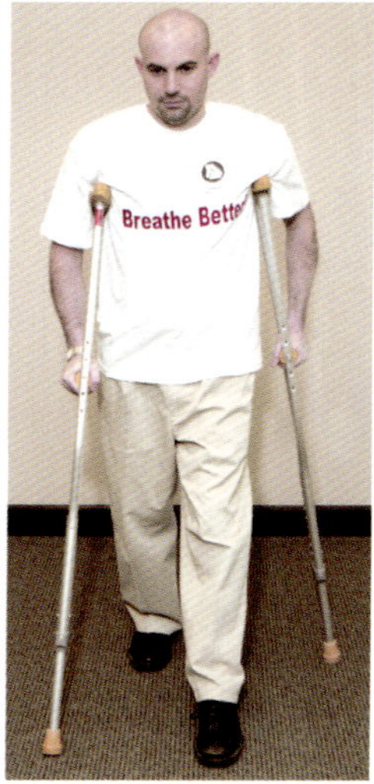

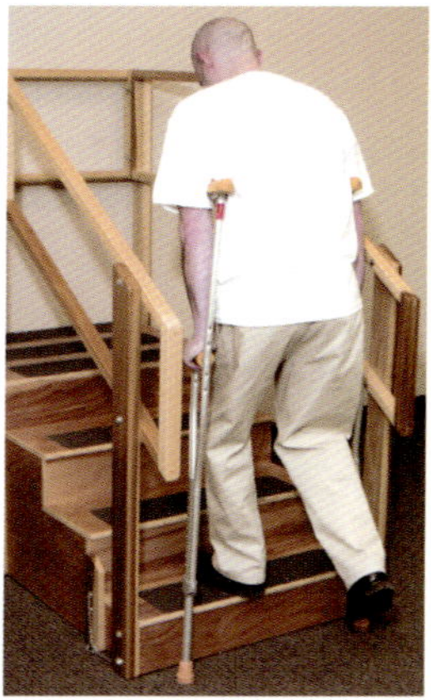

보행 양상: 계단 오르기

기술: 건측 하지 먼저 계단을 오르고 다음에 환측 하지 및 보조 기구의 순서

계단을 내려갈 때는 보조 기구 및 환측 하지 먼저, 다음에 건측 하지의 순서

개인 위생 및 가정 관리 평가					
업무	도움의 필요 정도				
	독립적	감시하	최소	중등도	최대
침상 움직임 - 측면 구르기	I	S	Min	Mod	Max
침대에서 위/아래로 움직이기	I	S	Min	Mod	Max
누웠나 앉기/앉았다 눕기	I	S	Min	Mod	Max
의자차 움직임 - 평지에서 전진하기	I	S	Min	Mod	Max
코너 및 문 통과하기	I	S	Min	Mod	Max
지역사회에서 지속적 이동	I	S	Min	Mod	Max
이동 - 앉기/서기 및 서기/앉기	I	S	Min	Mod	Max
의자차에서 서서 낮은 침대나 변기로	I	S	Min	Mod	Max
의자차에서 서서 바닥으로	I	S	Min	Mod	Max
의자차에서 서서 욕조로	I	S	Min	Mod	Max
의자차에서 서서 차량으로	I	S	Min	Mod	Max
보행 활동 - 평지, 계단 오르기	I	S	Min	Mod	Max
계단 내려가기	I	S	Min	Mod	Max
요철	I	S	Min	Mod	Max
지역사회에서 지속적 활동	I	S	Min	Mod	Max
일상생활동작 평가 - 목욕하기	I	S	Min	Mod	Max
용변보기	I	S	Min	Mod	Max
옷입기	I	S	Min	Mod	Max
요리하기	I	S	Min	Mod	Max

이동중 특별한 주의를 요하는 상태

상태	특별한 주의
엉덩관절전치환술	■ 엉덩관절 모음, 안쪽돌림 및 90° 이상 굽힘을 방지 ■ 중립 이상의 엉덩관절 폄 금지 ■ 높이를 높인 변기와 의자 사용
허리 외상 또는 불편감	■ 과도한 허리부위 돌림, 옆쪽 굽힘 및 앞쪽 굽힘 금기 ■ log 구르기 교육 ■ 엉덩관절 및 무릎관절은 바로 눕거나 옆으로 누울 때 부분적으로 굽혀짐

근골격 진단법

진단 검사: X-ray
적응증: 시진으로 보이지 않는 부분의 평가를 위한 초기 검사; 촉진으로부터의 이상을 평가
취득 정보: 종양, 골절, 혈관 이상, 연부 조직 이상 등
주의사항/비고: 임신

진단 검사: CT
적응증: 신체 일부에 대한 좀 더 많은 정보를 얻기 위해
취득 정보: 스캔된 부분의 세밀한 시각화; 종양, 파열 등의 국소화
주의사항/비고: 조영제 알레르기 확인(조영제를 사용할 경우); 갇힌 공간에 대해 예민한지 확인

진단 검사: MRI
적응증: CT나 X-ray에서 보이지 않는 조직의 변화 검사
취득 정보: 관절, 인대 및 연골의 변화; 골 감염, 질환, 종양, 골절; 척추: 척추원반 파열
주의사항/비고: 폐쇄공포증이 있는지 확인; 금속 삽입물 확인 (철을 포함하는 것은 금기는 아님); 조영제가 사용되는지 확인; 환자가 조영제에 알레르기가 있을 수 있음; 박동기, 인공 수족 등을 확인; 여성인 경우 자궁내장치를 지녔는지 확인

진단 검사: 방사선핵종 신티그라피 (골주사)

적응증: 골절 부위, 정상 또는 비정상 골절 치유, 전이성 골 종양, 양성 종양, 파제트병, 무혈성괴사, 골수염 등의 검사하기 위한 온점 영상

취득 정보: 초기 골질환 또는 골 치유를 나타냄

주의사항/비고: 감별진단에는 특이하지 않음; 다른 임상병리검사, 영상 및 임상 검사와 병행해서 사용해야 함

진단 검사: 이중에너지 X-ray

적응증: 골밀도 평가 위해: 대개 하부 척추 및 엉덩관절 부위 평가

취득 정보: 뼈의 특정 부위의 칼슘 이온의 양; 골 강도의 측정; 골절 위험 측정

주의사항/비고: 알려진 위험 인자 및 부작용 없음

Salter 골절 분류

골절의 기술	정의
위치: 뼈몸통(a) 뼈몸통끝(b) 뼈끝(c) 관절내(d)	(a) 몸통 (b) 긴뼈의 뼈몸통과 뼈끝 사이의 원뿔형 부위 (c) 뼈관절면의 뼈 성장의 중심 (d) 관절내
정도: 완전 또는 불완전	불완전인 경우: 균열, 모발선, buckle, 생목(green-stick) 골절
모양: 수평/사선/ 나선형/분쇄	긴축의 단면(수평), 비스듬한(사선의), 나선형(장축을 휘감은)으로 정의되는 완전 골절; 2조각 이상(분쇄)
골절 파편의 관계: 전위 대 비전위	전위된 경우: 옆으로 이동하거나 각 형성, 회전, 빠짐, 뒤덮음, 또는 충돌됨

(다음 페이지에 본문 계속)

Salter 골절 분류(계속)

골절의 기술	정의
외부 환경과의 관계: 폐쇄성 (단순) 대 개방성(복잡)	폐쇄성: 피부가 온전함 개방성: 골절 부위 피부가 온전하지 않음
합병증: 합병증 동반 대 비동반	합병증은 국소적 또는 전신적; 치유 기간이 길어짐

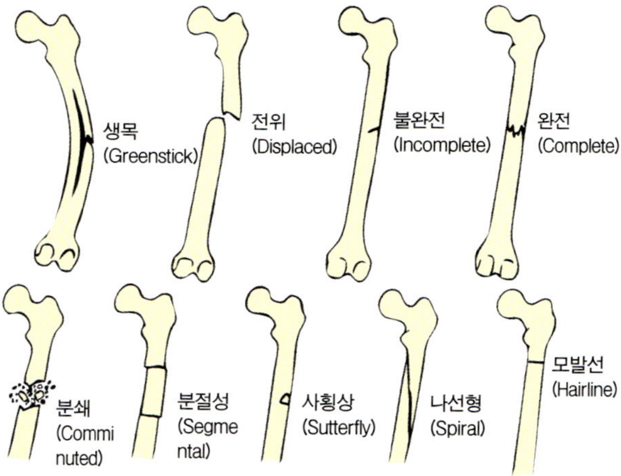

골절 종류. (From Rothstein RM, Roy SH, Wolf SL: The Rehabilitation Specialist's Handbook, 3/e, p. 84.)

특수 고려사항/감별 진단

부동의 효과

부동의 예: 석고고정, 침상안정, 무중력상태, 탈신경(척수손상 또는 신경손상), 통증, 염증으로 인한 자발적 부동

조직 종류	부하 감소에 따른 적응	결과	변화 시간	회복
인대/힘줄	콜라겐 성분 감소, 교차 연결 감소, 장력 감소	조직 위약	장력 및 견고함이 8주 후 50% 감소	12-18개월
관절면(관절, 반달, 뼈)	프로테오글라이칸 성분 감소, 콜라겐 합성 감소, 연골 위축, 국소적 골다공증, 인대의 부착부에서의 힘 감소, 연골의 물 성분 감소	관절운동범위 감소 부하가 주어지고 골절될 때까지의 소요 시간 감소 뼈-인대 복합체의 에너지 흡수 능력 감소, 관절 주위 근 위약	미상	미상
연골	연골의 얇아짐, 연골밑뼈의 퇴화	관절운동범위 감소	미상	미상

(다음 페이지에 본문 계속)

부동의 예: 석고고정, 침상안정, 무중력상태, 탈신경(척수손상 또는 신경손상), 통증, 염증으로 인한 자발적 부동(계속)

조직 종류	부하 감소에 따른 적응	결과	변화 시간	회복
관절주머니	콜라겐 섬유의 무질서한 배열, 비정상적 교차 연결	주머니의 경직, 관절 움직임 감소	미상	미상
윤활막	유착 형성, 섬유-지방 조직의 관절 공간으로의 증식	활주 감소 수분 움직임 감소	미상	미상
근육		근 위축: ▪ 제 1형 섬유의 위축, ▪ 중추신경계 손상 시: 제 2형 섬유의 위축 관절 구축으로 관절운동범위 제한 초래 교대성 움직임 혈류 및 수분 정체	부동 3일 이내	정상 근력으로 회복하기 위해 부동 1일에 대해 2일까지의 근력 강화가 필요할 수 있음

섬유근육통 선별검사

1. 밤동안 수면에 어려움이 있는가?	예	아니오
2. 아침에 푹 쉰 듯한 느낌이 드는가?	예	아니오
3. 아침에 뻣뻣하고 아픈가?	예	아니오
4. 낮동안 피로/탈진을 경험하는가?	예	아니오
5. 근육통이 신체 다른 부위로 이동하는가?	예	아니오
6. 긴장성두통/편두통이 있는가?	예	아니오
7. 과민성 장증후군 증상(오심, 설사, 경련)이 있는가?	예	아니오
8. 팔/다리에 부종, 마비, 저린 증상이 있는가?	예	아니오
9. 온도 및 습도 또는 날씨 변화에 민감한가?	예	아니오

2개 이상의 질문에 '예' 인 경우, 환자는 섬유근육통을 지녔을 수 있음.

섬유근육통 압통 부위 18개 중 11개 이상인 경우 진단에 양성

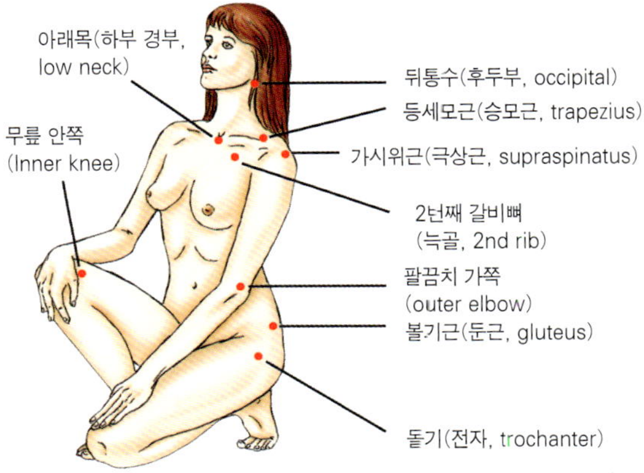

골다공증 선별검사		
평가 항목	예	아니오
1. 작고 마른 체구인가? 2. 백인 또는 아시아계인가? 3. 친척 중 골다공증을 지닌 사람이 있는가? 4. 폐경 후 여성인가? 5. 하루 2 oz 이상의 술을 마시는가? (맥주 1병, 와인 1잔 또는 칵테일 1잔 = 1 oz 알콜) 6. 매일 담배 10개피 이상 피우는가? 7. 신체적으로 활동적인가? (걷거나 유사한 운동을 주 3회 실시) 8. 40세 이전에 양측 난소를 제거하고 호르몬 치료를 받고 있지 않는가? 9. 갑상선제제, 항염제, 경련제를 6개월 이상 복용하고 있는가? 10. 엉덩관절, 척추 또는 손목관절 골절이 있었는가? 11. 매일 카페인, 차, 커피, 또는 초콜렛을 3번 이상 먹거나 마시는가? 12. 식사 중 유제품 또는 다른 칼슘의 공급원이 적은가? 3개 이상의 질문에 '예' 인 경우 골다공증 발생 위험이 높을 수 있음		

실금의 평가

요실금의 종류	정의	원인
긴장성	재채기, 웃음, 운동, 기침, 무거운 물건 들기 등으로 인해 방광 압력이 상승할 때 발생하는 실금	전체 긴장성 실금을 호소하는 여성의 75%: 1. 골반 아래 근육의 위약 2. 인대 및 근막의 이완 3. 요도 조임근의 위약 위험 요인: 임신, 질 분만(특히 진통이 긴 경우), 무거운 물건 들기, 비만, 폐경시 호르몬 치료 받지 않는 경우, 만성 변비
절박성	요의를 강하게 느낄 때 소변을 배출	1. 방광의 불수의 수축 2. 조임근의 불수의 이완 3. 알콜, 방광 감염, 신경 손상, 특정 약물
혼합성(긴장성 및 절박성의 혼합)	압력과 강한 요의의 복합	근 위약과 더불어 방광의 불수의 수축 또는 조임근의 불수의적 이완
익류성	방광의 과팽창	1. 방광 근육의 수축 불능 2. 약물, 분변 매복, 당뇨, 하부 척수 손상, 방광 근육의 운동신경 손상(다발성 경화증에서) 으로 인한 저긴장성/ 저활동성 방광 근육

(다음 페이지에 본문 계속)

실금의 평가(계속)

요실금의 종류	정의	원인
		남성: 대개 전립선 증식 또는 악성 종양으로 인한 폐색에 기인 여성: 심한 생식기 탈출 또는 요도 부착부의 수술적 과교정으로 인한 폐색에 기인
변/요실금	압력 또는 강한 요의/변의, 중력	척수손상 또는 신경근 손상

골관절염 및 류마티스성 관절염의 비교

특징	골관절염	류마티스성 관절염
발병 시기	대개 40세 이후	대개 15세 이후, 50세 이전
진행	기계적 스트레스로 인해 수년간 천천히 발생	수주/수개월내 갑작스럽게 발생 가능
발현양상	뼈돌기 형성, 연골 파괴, 관절 정렬 변화	염증성 활액막염, 관절과 뼈에 비가역성 구조적 손상
관절 침범	약간의 관절: 몸쪽손가락뼈사이관절, 먼쪽손가락뼈사이관절, 엄지손목손허리관절, 목뼈 및 허리뼈, 엉덩관절, 무릎관절 및 엄지발허리발가락관절	많은 관절, 양측성: 손허리손가락관절, 먼쪽손가락뼈사이관절, 손목관절, 팔꿈치관절, 어깨관절, 목뼈, 엄지발허리발가락관절, 발목관절

골관절염 및 류마티스성 관절염의 비교(계속)

특징	골관절염	류마티스성 관절염
관절 증상/증후	조조(morning) 강직(30분 이상), 체중 부하 관절 및 활동 시 관절통 증가	발적, 온감, 부종, 지속적인 조조 강직
전신 증상/증후	체중 부하 관절, 비대칭적 침범	일반적인 아픈 느낌, 피로 체중 감소, 발열, 류마토이드 결절 안구, 혈액학적 및 심장 증상 비체중 부하 관절, 대칭적 침범

치료 패턴의 평가

근골격 상태에 따라 선호되는 치료 패턴

골격근 탈광화(demineraliation)의 일차성 예방/위험 요인 감소	지속적인 비체중 부하를 포함; 탈조건, 영양 결핍; 폐경, 자궁절제술, 약물(예, 스테로이드, 갑상선 약물 등), 만성 심혈관 및 폐 기능이상
자세 이상	척추 굽힘을 포함; 허리 및 목의 질환; 척추원반 질환; 사지 변형; 골다공증, 근 수척, 경련; 임신성 문제, 다리 길이 차이, 관절 강직
근 수행력 이상	골반 아래 근육의 기능이상, 만성 신경근 기능이상, 근력 및 근지구력 소실, 관절염, 일시적 마비

(다음 페이지에 본문 계속)

근골격 상태에 따라 선호되는 치료 패턴(계속)	
*결체 조직 이상*과 연관된 관절 움직임, 운동 기능, 근 수행력 및 관절운동범위의 장애	관절 아탈구 또는 탈구, 인대 염좌, 근 염좌, 지속된 부동, 통증, 부종/삼출, 관절염, 피부경화증, 전신성 홍반성 낭창을 포함
*국소 염증*과 연관된 관절 움직임, 운동 기능, 근 수행력 및 관절운동범위의 장애	강직성 척추염, 윤활낭염, 관절낭염, 위관절융기염, 근막염, 통풍, 골관절염, 활액막염, 힘줄염, 근 염좌/위약을 포함
*척추 질환*과 연관된 관절 움직임, 운동 기능, 근 수행력 및 관절운동범위의 장애	퇴행성 척추원반 질환, 척추 협착증, 척추전위증, 척추원반 탈출, 척추 수술, 비정상 신경 긴장, 감각 변화, 근 위약, 앞쪽 굽힘시 통증을 포함
*골절*과 연관된 관절 움직임, 운동 기능, 근 수행력 및 관절운동범위의 장애	뼈 탈광화, 골절, 호르몬 변화, 약물, 지속적인 비체중부하 상태, 부동으로 인한 근 위약, 외상을 포함
*관절 치환술*과 연관된 관절 움직임, 운동 기능, 근 수행력 및 관절운동범위의 장애	관절 성형술, 무혈성 괴사, 연소성 류마티스성 관절염, 골 종양, 강직성 척추염을 포함
*골 또는 연부조직 수술*과 연관된 관절 움직임, 운동 기능, 근 수행력 및 관절운동범위의 장애	융합술, 관절 강직, 골 이식 및 신장, 제왕절개, 결체 조직 치유, 근막 이완, 관절내장장애, 척추원반 질환, 고리판절제술, 근 또는 인대 치유, 개방 정복 및 내고정술, 뼈자름술

근골격 상태에 따라 선호되는 치료 패턴(계속)	
절단과 연관된 관절 움직임, 운동 기능, 근 수행력 및 관절운동범위의 장애	절단, 동상, 말초혈관질환, 외상

근골격계 치료적 개입

흔한 보조기, 보호기, 지지 기구

부위에 따른 보조기	기술/적응증
목뼈부 1. 연성 폼/고무 칼라 2. 필라델피아 칼라 3. SOMI 4. 할로	1. 목을 지지; 목 근육의 부하 감소; 움직임 조절은 최소 2. 강성 플라스틱 지지대가 턱과 뒤통수를 지지: 움직임 조절이 더 큼 3. 4개의 지지대로 목의 모든 움직임을 대부분 제한 4. 완전 제한/최대 보조기 조절: 금속 원형대가 4개의 나사로 두개골에 고정
허리 1. 허리엉치보조기 2. 등허리엉치 보조기 (테일러 보조기)	1. 골반띠 및 가슴띠와 후방 지주를 포함한 강성 몸통 보조기; 유연성 제한, 폄 조절 및 곁면 유연성 제한 2. 골반띠 및 어깨뼈 중앙 높이까지 올린 후방 지주; 우연성, 측면 유연성 및 폄 감소; 몸통 움직임 제한

(다음 페이지에 본문 계속)

흔한 보조기, 보호기, 지지 기구(계속)	
부위에 따른 보조기	**기술/적응증**
어깨관절 1. 봉우리빗장관절 분리 부목 2. 편마비 슬링	1. 봉우리빗장관절 분리 또는 수술 후 관리를 위해 사용 2. 뇌졸중 후 봉우리빗장관절의 외상과 어깨관절 아탈구를 방지하기 위해 사용
손목관절 1. 정적 안정 시 부목 2. 손목굴 부목	1. 손바닥 표면에 약간의 압력을 주어 손목관절을 편 상태로 유지: 수술 후 또는 수상 후 치유를 보조; 각 손가락은 부목을 댈 수도 있고, 대지 않을 수도 있음 2. 손목관절을 중립에 유지시켜 정중신경에 압력을 방지
무릎관절 1. Cho-Pat 2. 무릎관절 움직임 조절 보조기 3. Palumbo 무릎뼈 안정화 보조기	1. 고무 띠를 무릎넙다리힘줄 부위에 위치 2. & 3. 손상 부위를 보호하고, 부종 및 조직 손상의 정도를 제한하며 무릎관절 통증을 조절; 무릎관절 수술 후 수개월간 스포츠 활동시 움직임의 제한을 위해 사용될 수도 있음
발목관절-발 보조기	하지 전체 마비의 보상 및 발등굽힘 도움을 위해 플라스틱 또는 금속 보조기 사용; 뇌졸중, 말초신경병증, 불완전 척수 손상에서 사용

근 섬유 종류 및 특정 근 섬유를 증가시키는 운동

섬유 종류	근육이 가장 활성화되는 흔한 활동	대사 능력	미토콘드리아	섬유 동원을 증가시키기 위한 운동
속근섬유, 제 2b형,	멈추기 및 가기, 빠르고 강력한 움직임을 요하는 모든 운동	혐기성	부재	짧은 지속시간, 속도 빠름, 무거운 물체 들기
중간근섬유, 제 2a형,	빨리 수축하며 지속시간이 더 김	호기성 및 혐기성의 혼합	존재	속도 증가 및 무게 증가, 지속시간 증가의 혼합
지근섬유, 제 1형	수축 속도가 느리며 지속적인 활동	호기성	존재	긴 지속시간, 무게 감소, 근력 운동 시 많은 반복

1. 상지 대각성 패턴

A. D1 굽힘

어깨뼈 - 앞쪽 올림
어깨관절 - 굽힘, 모음, 바깥돌림
팔꿈치관절 - 변함
위팔 - 뒤침
손목관절 -노쪽 굽힘
손가락 - 노쪽 굽힘
엄지 - 굽힘, 모음

B. D1 폄

어깨뼈 - 뒤쪽 내림
어깨관절 - 폄, 벌림, 안쪽돌림
팔꿈치관절 - 변함
위팔 - 엎침
손목관절 - 자쪽 굽힘
손가락 - 자쪽 굽힘
엄지 - 폄, 벌림

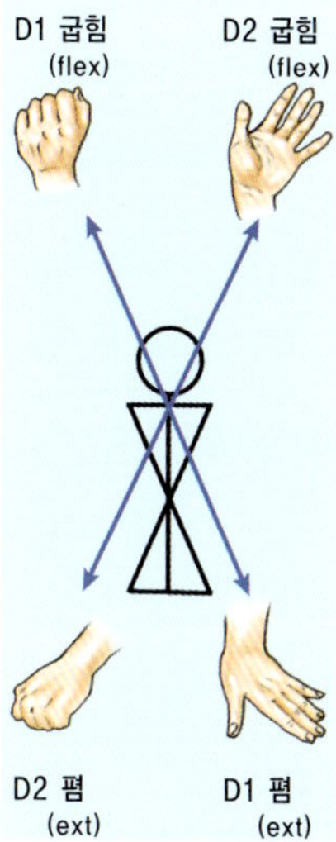

C. D2 굽힘

어깨뼈 - 뒤쪽 올림
어깨관절 - 굽힘, 벌림, 바깥돌림
팔꿈치관절 - 변함
위팔 - 뒤침
손목관절 - 노쪽 폄
손가락 - 노쪽 폄
엄지 - 폄, 벌림

D. D2 폄

어깨뼈 - 앞쪽 내림
어깨관절 - 폄, 모음, 안쪽돌림
팔꿈치관절 - 변함
위팔 - 엎침
손목관절 - 자쪽 굽힘
손가락 - 자쪽 굽힘
엄지 - 굽힘, 맞섬

신경계 평가

뇌신경 및 말초신경

뇌신경 : 기능적 요소

번호(이름)	요소	기능
I(후각신경)	구심성	후각
II(시각신경)	구심성	시각
III(눈돌림신경)	원심성 (체성)	눈꺼풀을 올리고, 눈을 위 · 아래, 안으로 돌림
	내장성	동공 수축, 수정체 조절
IV(도르래신경)	원심성	모아진 눈을 아래로 돌림
V(삼차신경)	혼합: 구심성	얼굴, 각막 및 혀 앞쪽 감각
	원심성	씹기근, 음성 완충
VI(가돌림신경)	원심성	눈을 밖으로 돌림
VII(얼굴신경)	혼합: 구심성	혀의 앞쪽 미각
	원심성 (체성)	안면 표정근, 음성 완충
	원심성 (내장성)	눈물, 타액분비
VIII (속귀신경)	구심성	균형(속귀), 청각
IX(혀인두신경)	혼합: 구심성	혀 뒤쪽 미각, 혀 뒤쪽 및 입인두 감각
	원심성	타액분비 (이하선)
X(미주신경)	혼합: 구심성	가슴 및 배 내장

(다음 페이지에 본문 계속)

뇌신경 : 기능적 요소(계속)

번호(이름)	요소	기능
	원심성	후두 및 인두 근육, 심박동수를 감소, 장 운동성 항진
XI(더부신경)	원심성	머리의 움직임 목빗근 및 등세모근
XII(혀밑신경)	원심성	혀의 움직임 및 모양

말초 신경 평가를 위한 저항성 근육 검사

평가되는 척추 부위	이상 진단을 위한 저항 검사
C1	목의 회전력
C2, 3, 4	어깨관절 올릴 때 저항
C5	어깨관절 벌릴 때 저항
C6	팔꿈치관절 90° 굽힐 때 저항 손목관절 펼 때 저항
C7	팔꿈치관절 45° 굽힐 때, 팔꿈치관절 펼 때 저항 손목관절 굽힐 때 저항
C8	엄지 펼 때 저항
T1	손가락 벌린 상태에서 저항
L1, 2	엉덩관절 굽힐 때 저항
L3, 4	발목관절 발등쪽으로 굽힐 때 저항
L5	엄지발가락을 펼 때 저항
S1	발끝으로 걷기: 10~20회 발뒤꿈치 들기
S1, 2	무릎관절 굽힐 때 저항

통증이 있거나 통증을 동반한 위약 존재 시: 근육의 병변
통증 없이 위약 존재 시: 신경성 질환

신경운동 발달

나이	대운동 및 자세	소운동	인지
1개월	엎드린 자세에서 고개 들기 비정상 반사 존재	물체에 대한 주시 주먹을 쥐기 물체를 손으로 휘두르기	얼굴을 찬찬히 살펴봄 명암에 대한 선호 보임
2개월			정상적인 얼굴을 선호
3개월	바로 누운 자세에서 옆으로 구르기 엎드린 자세에서 바로 누운 자세로 우연히 구르기	손에 물체를 놓고 주시 물체에 손을 뻗으나 잡지는 못함 시각적으로 뻗기 유도 손을 종종 맞잡기 빨고 나서 삼키기	
4개월		7cm 내의 딸랑이를 잡기 주먹을 부분적으로 펴기	
5개월	엎드린 자세에서 바로 누운 자세로 분절화되어 구르기 앉은 자세에서 스스로를 지지 네발기기 자세로 전환 시작	물체를 잡기	새로운 행동을 모방 완전히 숨겨둔 물체를 찾으려 함 다양한 표정의 얼굴을 더 오래 쳐다봄
6개월		엄지 맞섬; 물체를 들어올리려고 함 병을 잡고 입으로 가져가기	
7개월	배밀이 시작 네발기기 자세를 취함 가구를 잡고 일어서기 시작 엎드린 자세에서 앉은 자세로 전환 시작	엎드린 자세에서 한손으로 뻗기	

(다음 페이지에 본문 계속)

신경운동 발달 (계속)			
나이	대운동 및 자세	소운동	인지
8개월	네발로 서로 보완하며 기기 가구를 잡고 옆으로 이동하기	뻗기 및 잡기	
9개월	바로 누운 자세에서 엎드린 자세로 구른 후 사지를 밀어 일어나기	스스로 과자를 먹기 병을 잡기	
10 개월	다리만 이용하여 일어서기 두 손을 잡고 걷기	손목과 손가락을 폄 기구를 사용하여 먹으려 시도	
11 개월	독립적으로 발 내딛기 시작 한 손을 잡고 걷기	컵을 잡고 마시기 엄지와 집게손가락으로 음식을 쥐기	
12 개월	보행		
13 개월		손으로 크레용을 잡음	
14–16 개월	붙잡고 계단 올라가기		
17 개월	붙잡고 계단 내려가기		
18 개월			

척추 및 신경근과 척추몸통, 주요 근육의 지배와의 관계

신체 재활: 평가

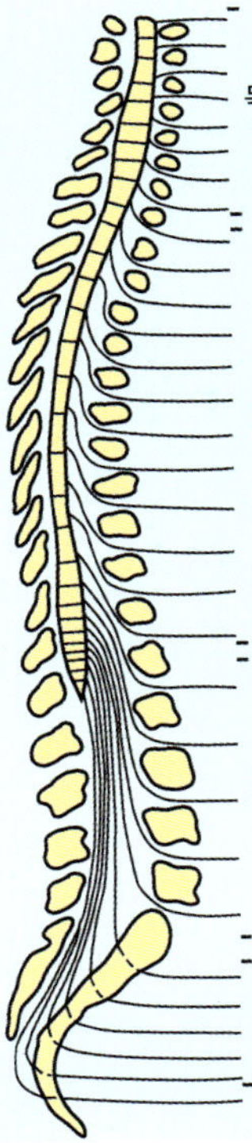

	기능적 수준	근육
목신경 1-8	C-1, C-2, C-3	- 얼굴근육
	C-4	- 가로막, 등세모근
	C-5	- 세도근, 위팔두갈래근
	C-6	- 손목폄근
	C-7	- 위팔세갈래근
	C-8, T-1	- 손 및 손가락
	T-2 - T-8	- 가슴근육
가슴신경 1-12	T-6 - T-12	- 가슴근육
허리신경 1-5	L-1 - S-1	- 하지 근육
엉치신경 1-5	S-1 - S-2	- 엉덩관절, 발근육
	S-3	- 장 및 방광
꼬리신경		

반사

근 신장 반사의 등급 척도

등급	평가	반응의 특징
0	소실	근 수축이 없음 (촉지되거나 보이지 않음)
1+	반사저하	미세하거나 느린 근 수축; 관절의 움직임은 없거나 거의 없음 수축을 유발하기 위해 강화가 필요할 수도 있음
2+	정상	미세한 근 수축과 약간의 관절의 움직임
3+	과다반사	빠른 근 수축이 보임/중등도의 관절 움직임
4+	비정상	강한 근 수축; 1~3회의 간대성 경련
5+	비정상	강한 근 수축이 지속적인 간대성 경련을 동반

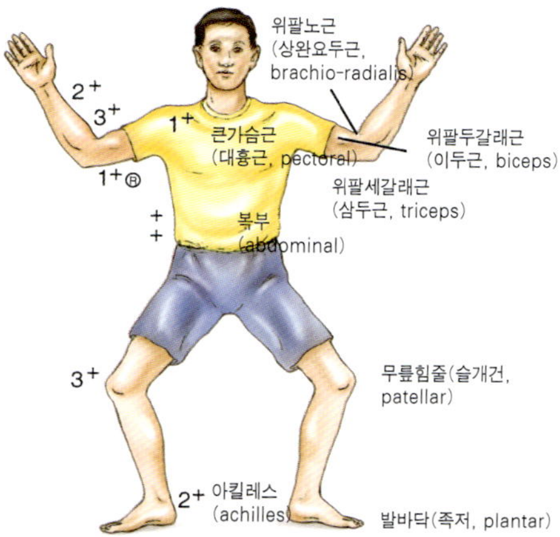

피부 반사			
반사	기술	정상 반응	비정상 반응
배반사	배벽의 앞쪽 피부를 날카로운 물체로 긁음 *(피부 분절별로 측면에서 가운데로)* T6-L1의 온진성을 평가	배꼽이 자극 방향으로 편향	비만하거나 임신 후기에는 소실될 수 있음 반사의 소실: 겉질척수계의 질환 편측 소실: 뇌졸중
고환 올림근 반사	몸쪽 넙다리 안쪽 피부를 긁음; L1, L2가 관여	고환의 상승	척추의 허리엉치 분절의 손상이나 추체로 손상 시 반응 소실
망울해면체근 반사	귀두를 꼬집음; S2-S4가 관여	음경 기저부의 망물해면체근의 수축을 촉진	척수원추나 엉치 신경근 손상 시 반응 소실
항문 조임근 반사	항문부위 피부를 긁음; S2–S4가 관여	바깥항문조임근의 수축	척수원추나 L2 이상의 완전척수손상시 반응 소실
발바닥반사(가장 흔히 시행하는 검사)	발바닥에 쓸어내리는 듯한 자극: 발뒤꿈치뼈에서 몸쪽으로는 5번째 발허리몸통으로, 안쪽으로는 발허리뼈머리로; 자극: 1초간 고르게 압박; 무릎관절: 완전히 폄(L5-S2)	긴발가락굽힘근, 긴엄지굽힘근, 벌레근의 수축으로 발가락이 발바닥쪽굽힘	바빈스키 반응: 엄지발가락의 발등굽힘 및 가쪽 네 발가락의 펴짐; 겉질척수 손상에서 관찰

비정상 근 신장 반사: 위운동신경세포 또는 전두엽 손상 시 존재

비정상 반사	기술(description)
턱 반사 (5번 뇌신경)	손바닥의 타진으로 턱이 벌어짐 반사 양성: 반사적으로 턱이 닫힘
입술 반사 (7번 뇌신경)	인중의 정중앙 부위 윗입술을 타진 반사 양성: 입술을 돌출
눈썹사이 반사 (7번 뇌신경)	눈썹사이의 타진 반사 양성: 두드렸을 때 눈을 깜빡거림
호프만 반사 (정중신경 C6-C8)	긴 손가락의 끝마디를 굽힌 후 급격히 뗌; 손목은 중립, 손허리손가락관절은 약간 폄 반사 양상 : 엄지와 집게손가락이 맞서는 방향으로 움직임

경직의 등급을 위한 수정된 Ashworth 척도

등급	기술(description)
0	근 긴장도의 증가 없음
1	근 긴장도의 약간의 증가; 잠깐 걸림 이후 풀림(catch and release)또는 굽히거나 펴는 운동시 관절운동범위의 마지막에서 최소의 저항
1+	근 긴장도의 약간의 증가; 잠깐의 걸림 이후 관절운동범위 전반에 걸친 최소의 저항
2	관절운동범위 대부분에서 근 긴장도의 중등도 증가하나, 신체 각 부위는 쉽게 움직임
3	근 긴장도의 상당한 증가; 수동적 움직임이 어려움
4	이환된 부위는 굽히거나 펴진 상태로 굳음

근 긴장도의 정의

이상	종류	정의
경직: 속도에 의존, 근 긴장도는 아님	주머니칼 반사	수동적 신장으로 심한 저항 유발하며 이후 갑자기 소실
	간대성 경련	길항근의 주기적, 경련성의 과활동성; 장딴지 근육에서 흔함
	대뇌제거 강직	몸통 및 사지의 지속적인 수축 및 **완전히 펴진** 상태에서 자세 유지
	겉질제거 강직	몸통 및 **하지**의 지속적인 수축 및 완전히 펴진 상태에서 자세 유지, 상지의 지속적인 수축 및 완전히 굽혀진 상태에서 자세 유지; 경직의 과장된 형태
강직: 주동근 및 길항근의 고른 저항 증가; 신체 일부가 굳고 움직이기 어려워짐	톱니바퀴형 강직	수동적 움직임에 대해 역진방지(rachet)와 유사한 반응 = 움직임에 대한 저항이 증가되었다가 소실되는 것이 교대로 나타남
	납 파이프 강직	일정한 강직
이완 (근 긴장 저하): 근 긴장도의 감소 및 소실		수동적 움직임에 대한 저항이 감소; 신장 반사 저하; 사지는 늘어짐; 관절은 과신전될 수 있음 위약 및 마비: 위운동신경세포 손상 또는 뇌혈관장애, 오래 지속되는 아래운동신경세포 손상에 의해 일시적으로 나타날 수 있음
근 긴장 이상증		긴장도가 예상하기 어렵게 낮았다가 높게 변화; 긴장 이상의 자세: 지속적으로 꼬인 변형 중추 신경계 손상에서 관찰: 유전되거나 신경퇴행성 질환, 대사 질환에서 관찰; 경련성 사경에서도 관찰될 수 있음

소아 환자에서의 반사 검사

	반사	자극	반응
원시/척추 반사	굽힘근 도피 반사	바로 누운 자세 또는 앉은 자세에서 발바닥을 핀으로 찌르기 자극	발가락은 폄, 발은 발등굽힘, 다리는 굽힘 1~2개월에 소실
	교차성 폄 반사	사지는 편 상태에서 발의 볼 부분에 강한 자극: 환자는 바로 누운 자세 자세	반대편 하지의 굽힘 이후 모음과 폄 1~2개월에 소실
	당김 반사	위팔을 잡고 바로 누운 자세에서 앉은 자세로 당김	상지의 완전 굽힘 임신 28주에 시작 2~5개월에 소실
	모로 반사	머리의 위치를 갑자기 변경	상지의 폄, 벌림 5~6개월에 소실
	놀람 반사	갑작스러운 큰 소리	팔의 폄 또는 벌림 일생 동안 지속
	파악 반사	손바닥이나 발의 볼 부분에 압박	손가락이나 발가락의 굽힘 손가락은 4~6개월에 소실, 발가락은 9개월에 소실
긴장성/뇌간 반사	비대칭성 긴장성 목 반사	머리를 한쪽으로 돌림	펜싱 자세 4~6개월에 소실

소아 환자에서의 반사 검사 (계속)

	반사	자극	반응
	대칭성 긴장성 목 반사	머리를 굽힘 또는 폄	머리를 굽히면 팔을 굽히며, 다리는 폄 머리의 폄: 팔의 폄, 다리의 굽힘 8~12개월에 소실
	대칭성 긴장성 미로 반사	엎드린 자세 또는 바로 누운 자세	엎드린 자세: 굽힘 긴장도 증기 바로 누운 자세: 폄 긴장도 증가 6개월에 소실
	양성 지지 반사	선 자세에서 발의 볼 부분에 압력	하지의 견고한 폄 6개월에 소실
	연합 반응 반사	신체 일부의 저항성 자발적 움직임	휴지기의 사지에 비자발적 움직임 8~9세에 소실
	몸통에 대한 목 정위 반사	바로 누운 자세에서 수동적으로 머리를 한쪽으로 돌림	몸 전체가 돌아감 (log roll) 5세에 소실
	몸통 상호간의 정위 반사	수동적으로 상지 또는 하지 분절을 돌림	분절은 돌아간 상태로 신체가 정렬 5세에 소실
	머리에 대한 미로 정위 반사	눈을 가리고 몸을 모든 방향으로 기울임	수직 방향으로 머리를 유지 지속됨

(다음 페이지에 본문 계속)

소아 환자에서의 반사 검사 (계속)

	반사	자극	반응
	시각 정위 반사	모든 방향으로 기울이며 몸의 위치를 바꿈	수직 방향으로 머리를 유지 일생동안 지속
	머리에 대한 몸통 정위 반사	바로 누운 자세 또는 엎드린 자세	수직 방향으로 머리를 유지 5세에 소실
	폄 보호 반사	기저면 밖으로 무게 중심을 이탈	지지 및 보호를 위하여 팔/다리 폄 및 벌림 지속됨
	균형 반사: 경사	지지면을 기울이거나 움직여서 무게 중심을 이탈	몸통이 상방으로 구부러짐; 사지는 한쪽은 폄 및 벌림, 다른쪽은 방어적 폄
	균형 반사: 위치 고정반사	신체에 외력을 가해 무게 ; 중심을 변화시킴	몸통이 외력 방향으로 구부러지며 힘이 가해진 방향의 사지는 폄 및 벌림 지속됨

감각 검사

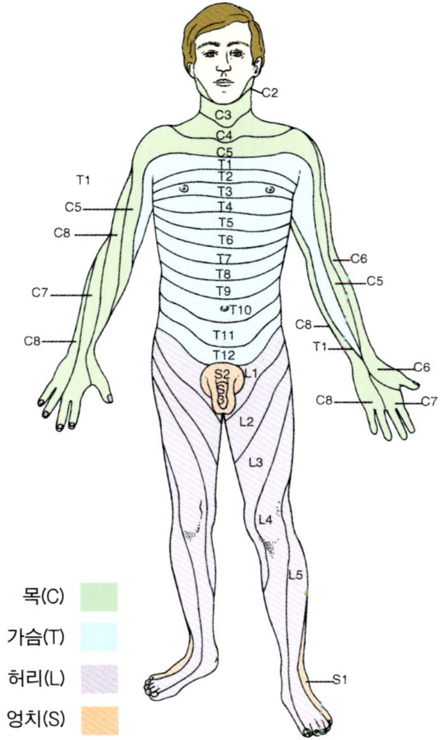
C2
C3
C4
C5
T1
T2
T3
T4
T5
T6
T7
T8
T9
T10
T11
T12
T1
C5
C8
C7
C8
C6
C5
C8
T1
C6
C8
C7
S2
S3
L1
L2
L3
L4
L5
S1
목(C)
가슴(T)
허리(L)
엉치(S)

감각 검사 (계속)		
	검사 방법	**반응**
통각:(날카로운 동통/무딘 동통)	핀과 둔한 물체를 사용(같은 핀의 날카롭고, 둔한 부분을 사용)	감소: 교차성 척수시상로의 절단 시(예; 만성 통증)
온각	뜨거운 물과 차가운 물을 사용: "따뜻한지 차가운지 말하시오"	앞가쪽로의 이상을 확인
가벼운 촉각	면봉을 피부에 댐; 언제 어디가 닿았는지를 물어봄	감소: 신경손상의 해부학적 양상을 관찰; 다발성 신경 및 신경근 이상: 뇌/뇌간 병변 사지에서 감소: 다발성 말초신경병증 +운동기능 소실 동반: 척추손상
위치 감각	수동적 관절의 위치 변경(손가락, 발가락, 손목, 발목)	감소: 관절 또는 근 수용체의 이상, 큰 일차 구심성 유수 신경 질환 또는 감각 처리 중추 이상
진동 감각	소리굽쇠를 치고 손잡이를 뼈 돌출부 또는 손톱/발톱에 부착	감소: 큰 섬유를 침범하는 말초 신경 병증 (탈수초성 신경병증) 또는 중추성 탈수초; 탈수초화된 신경 섬유의 기능적 회복을 보임

감각 검사(계속)

	검사 방법	반응
입체인지	손에 놓여진 일상적인 물체를 식별하도록 함	감소: 오름길 또는 마루엽의 다발성 병변
두 지점 식별감 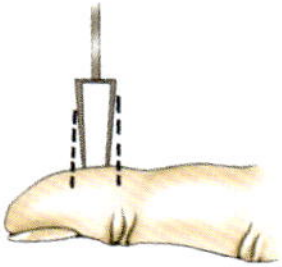	공간적 국소화를 결정; 둔한 끝을 지난 콤파스의 양측 끝 사이의 거리를 점차 줄이면서 하나로 인지될 때까지 줄임	식별감의 대략의 측정
양측 동시 자극	피검사의 눈을 감고 한쪽을 가볍게 건드리고 다른쪽을 건드림; 환자는 어디에 어떤 것인지를 판별	마루엽 질환: 편측에서만 자극을 느낌
서화 지각 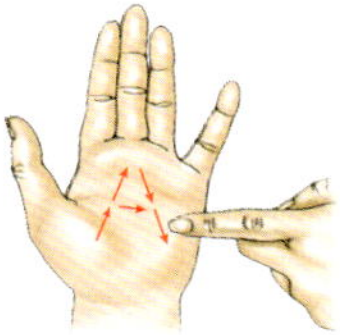	손바닥에 손가락으로 그린 글자나 숫자를 판별	감소: 배쪽뒤시상쪽, 안쪽 섬유띠, 배쪽뒤시상쪽, 마루엽의 손상 시

출처: Gulick D, OrthoNotes, Philadelphia, F.A. Davis Co., 2005, p.118.

감각 기능의 임상 검사의 분류	
기능적 체계	**임상 검사**
앞가쪽계	핀으로 찌르기, 온도 감각 심부 통증
등쪽기둥: 안쪽 섬유띠	가벼운 촉각, 진동 감각 위치 감각
겉질 감각 기능	촉각으로 그림 확인 물체 확인, 이중 동시 자극

연관통의 양상: 내장으로부터 연관된 통증

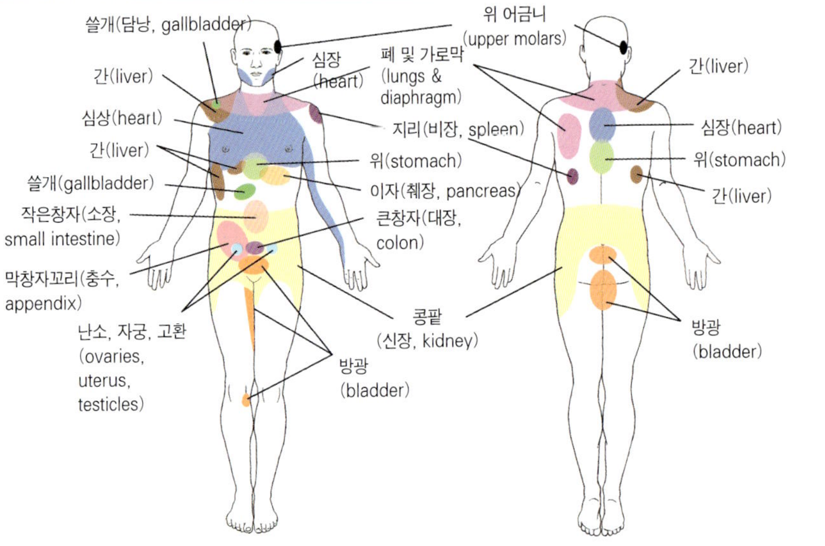

가슴문증후군의 평가

빗장밑동맥, 정맥, 팔신경얼기의 몸쪽 압박에 대한 검사를 위해 환자는 이들 구조를 압박할 수 있는 여러 가지 자세를 취해야 한다.

검사: 피검자는 환측 팔의 노동맥 맥박을 측정한다.
반응: 맥박수가 서서히 감소: 양성 반응으로 빗장밑동맥이 앞목갈비근에 의해 압박됨

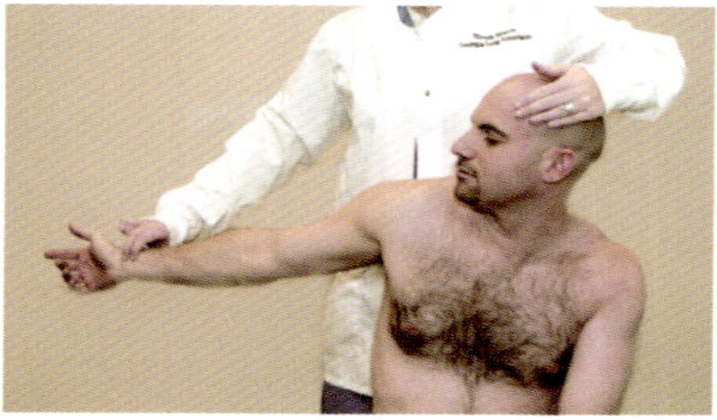

검사: 어깨를 이완된 자세에서 뒤로 당기면서 내리는 자세를 취함: 확장시킨 군대 자세
반응: 증상이 시작되거나 노동맥 맥박이 서서히 감소하면 신경혈관 다발의 압박에 대한 양성 반응

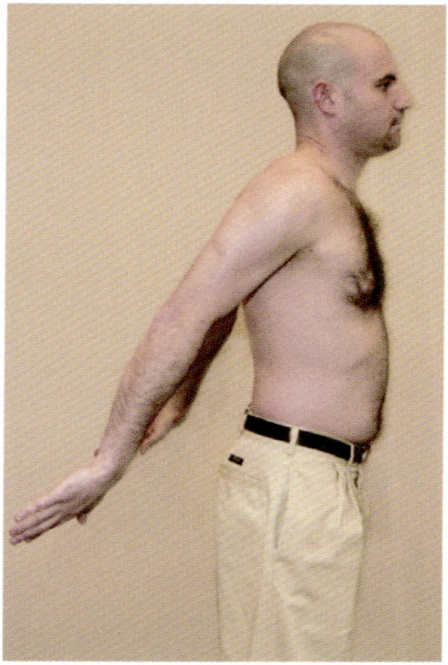

가슴문증후군의 평가 (계속)

검사: 환측 어깨를 벌림: 맥박 및 증상을 주시
반응: 증상이 시작되거나 노동맥 맥박이 서서히 감소

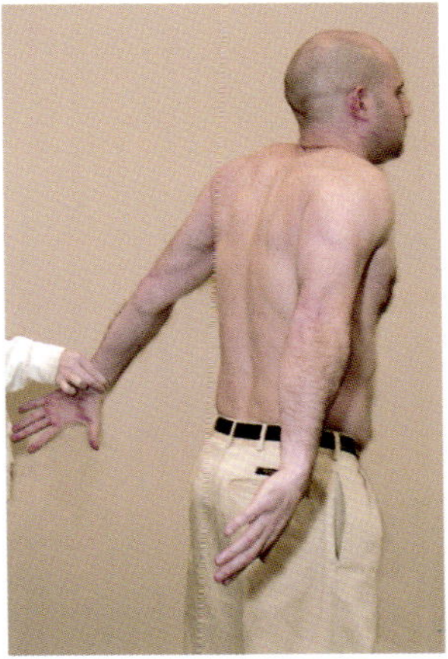

검사: 3분 위팔 올림 검사: 팔을 90° 벌리고 팔꿈치를 90° 굽힘; 손을 폈다 오므렸다 반복함
반응: 3분을 채울 수 없거나 증상이 시작되면 양성

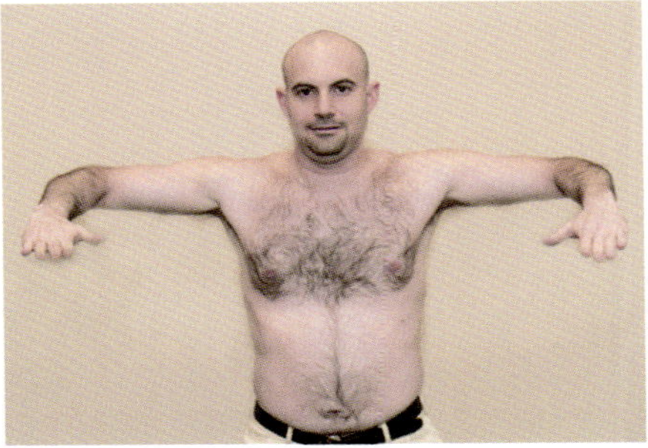

균형 평가

균형 검사 및 반응

요소	균형 반응	검사
감각 요소	환경에 대한 신체 및 신체 일부의 위치를 감지 ■ 시각계 ■ 체성감각계 ■ 안뜰감각계 를 포함함	현기증의 평가 자동 위치 반응 교차 폄 검사 피부 기능 굽힘근 도피 자세근육 활성도 머리에 대한 각/선 가속도 및 감속 머리, 몸통, 사지에 대한 정위 반응 스넬렌 시력표에 의한 시력 고유수용감각 근 긴장도의 조절 주시의 안정화 신장 반사 검사 시각적으로 유도된 움직임 시야 검사
감각 반응	평형 감각: 지지 평면에 대한 무게 중심의 위치 감각	다른 감각 조건하에서 ■ 표현: 딱딱한 스티로폼/정상/기타 ■ 눈을 감고 뜨는 것에 따른 시각적 입력의 변화
근골격 요소	단순 신장 반사에서 기능적 신장 반사, 자세에 따른 상승작용 및 균형 반응	관절운동범위 근 긴장도 자세 (정적 균형) 및 움직임 (동적), 균형 이탈에 대한 반응을 평가 자세에 따른 상승 작용을 평가 근력

기능적 균형 검사

검사	기술(description)
Berg 균형 척도	14가지 조건에서 자세 조절을 평가: 앉고/서고/한 다리로 서는 자세로 지지 기저면을 좁힘
기능적 뻗기 검사	발을 움직이지 않고 앞으로 뻗기 능력을 평가
Timed Up and Go	동적 균형/이동성의 평가: 의자에서 일어나기, 일어서기, 3분 걷기, 돌아와 앉기 등의 활동을 시간을 잼
균형 측정: 평행 기립, 반 직렬 기립, 직렬 기립	발의 위치를 달리하여 균형을 유지하는 시간을 측정

기능적 균형 등급

등급	기술
정상	지지 없이 균형을 유지할 수 있음
	최대의 자극을 받아들이고 체중을 이동
좋음	지지 없이 균형을 유지할 수 있음
	중등도의 자극을 받아들이고 체중을 이동할 수 있으나 약간의 제한이 명백함
보통	지지 없이 균형을 유지할 수 있음 자극을 받아들일 수 없음; 체중을 이동하며 균형을 유지하지 못함
나쁨	균형을 유지하기 위해 지지가 필요함
없음	균형을 유지하기 위해 최대의 도움이 필요함

기억 검사

정신 상태 검사

검사 항목	기술	검사 예
의식수준	각성, 혼미 기면, 혼수 둔화	가족에 의한 관찰
주의력	주어진 자극이나 업무에 집중을 유지할 수 있는 능력	병력을 말하기, 월(month)을 거꾸로 세기, 주어진 숫자를 말하기
지남력	사람 장소 시간	이름이 무엇인가? 어디서 왔는가? 오늘 몇 년도 몇 일인가? 현재 대통령은?
언어기능	유창성 반복성 이해력 자발적 발언 이름대기 및 단어 찾기	개인적인 일, 단어 문제, 가족, 관심사에 대한 질문
읽기 및 쓰기	학습 및 기억 즉각적인 회상 단기 장기	예전 일, 수학 문제 단어 문제에 대한 회상
겉질 및 인지기능	지식의 축적 계산 능력 속담 풀이 실행/실행증 인식/실인증	계산, 전달사항의 회상, 속담
감정 및 정서	기분, 감정, 체성 및 자동적 행동: 현 상황에서 적절한지를 판단	관찰
사고 내용	사고의 완전성 및 구성: (망상: 혼란스러운 사고 내용)	이야기, 개인적 경험 및 가족력 질문

협응 검사

검사 항목	기술	이상
교대 발꿈치-정강이 검사	바로 누운 자세: 반대측 발뒤꿈치로 무릎과 엄지발가락을 교대로 접촉	소뇌 기능이상: 느림/불규칙적
교대 손가락-코 검사	앉은 자세: 코의 끝부분과 치료자 손가락의 끝을 검지로 접촉; 치료자 손가락의 위치를 변경	소뇌 기능이상: 운동 실조, 느림
원 그리기	상지 또는 하지로 공기중에 가상의 원을 그림; 바로 누운 자세에서 가능	소뇌 질환: 운동 실조, 느림
손가락-손가락	어깨는 90°로 벌림, 팔꿈치는 폄; 양측 집게손가락을 중앙에서 서로 닿게 함	의도 떨림 시 느림
손가락-코	어깨는 90°로 벌림, 팔꿈치는 폄; 양측 검지를 코 끝에 닿게 함	소뇌 질환: 불안정한 또는 흔들리는 움직임; 활동 떨림 또는 의도 떨림
손가락 맞섬	엄지의 끝으로 각각의 손가락 끝을 순서대로 누름; 점차 속도를 높임	상반운동 반복수행장애 : 빠른 수축/이완을 수행할 수 없음
손가락-검사자 손가락	치료자와 마주 앉아 치료자의 손가락의 움직임에 따라 환자는 자신의 손가락으로 닿게 함	느리거나 불규칙적

(다음 페이지에 본문 계속)

협응 검사(계속)

항목	기술	이상
반동 검사	팔꿈치 굽힘: 치료자가 손으로 저항을 가해 위팔두갈래근의 등척성 수축을 유도: 저항을 갑자기 줄임	맞섬근군(삼두박근)은 수축하지 않고 움직임을 "견제" 함
엎침/뒤침	팔꿈치를 90° 굽히고 몸에 붙인 채 환자는 손바닥을 위/아래 교대로 돌리며 속도를 점차 올림	느리거나 불규칙적
발바닥 치기	무릎을 들지 않고 발의 볼 부분으로 지면을 치기; 발뒤꿈치는 지면과 접촉 유지	느린 움직임, 발뒤꿈치는 지면에 붙일 수 없음
손바닥 치기	팔꿈치 굽힘, 아래팔 엎침 상태에서 무릎을 손바닥으로 치기	느린 움직임, 빠르게 치기를 수행할 수 없음
고정 또는 자세 유지	상지: 환자는 팔을 앞으로 나란히 들기 하지: 환자는 무릎을 편 자세로 유지	팔 또는 무릎의 위치를 유지할 수 없음; 운동 실조

자율신경계 기능 검사

심박동/혈압	기립성 저혈압의 증후
장/방광	실금 장/방광의 반사성 배출
교감신경 과활동의 증후	과도한 발한 두근거림 혈압 상승 홍조 빠른맥 코막힘 부정맥 박동성 두통 창백하거나 얼룩덜룩한 피부 소름(모발기립)
교감신경 이영양증의 증후 (반사성 교감신경 이영양증)	영양 변화: ■ 피부/손발톱의 결/피부색의 변화 ■ 모발 손실 부종 무한증 말초 온도 조절 장애
Horner 증후군 관찰	축동 (유두근 확장) 안검하수 (눈꺼풀의 부분 쳐짐) 무한증 (땀이 안 남) 얼굴의 홍조
삼킴 곤란 관찰	애성
위장관 장애 관찰	오심, 구토, 위장관 운동성의 변화

위/아래 운동신경세포 손상: 증후 및 증상		
증후/증상	**위운동신경세포**	**아래운동신경세포**
위약/마비	경직성	마비성
깊은힘줄반사	증가	감소 또는 소실
수동 신장 반응	속도에 따른 저항의 증가	근육의 유연성 증가
단독적 근수축 능력	단독 근수축 능력의 소실	단독 근수축 능력의 보존
근력	자발적 움직임을 동반한 부적절한 정형화된 움직임 양상; 근력을 측정하기 어려움	침범된 근육의 위축
근전도 결과	활동성 증가	탈신경의 근전도 소견
바빈스키 및 호프만 증후	양성	음성

척수손상 시 장 및 방광의 변화			
기능이상	**장**	**방광**	**성기능**
척수성 쇼크	반사성 움직임의 소실	마비: 긴장도 소실	반사 소실
위운동신경세포 손상	반사성 장: 손가락 자극에 반응	충만압 수준에 대해 수축/반사성 배출 반사활은 보존 간헐적 도뇨법이 흔히 사용됨	**남성:** 반사성 발기 기능 (단지 3% 만이 사정) 반사성 성석 흥분 (윤활, 울혈, 클리토리스 발기) **여성:** 수정능력/임신은 손상되지 않음, 종종 조기 진통
아래운동신경세포 손상	자율적/비반사성 장: 복부 긴장 및 손으로 파내기에 의존	비반사성 방광: 마비 복압의 증가/Crede의 기법 및 정해진 시간에 의한 배뇨	**남성:** 종종 발기가 되지 않음 25%에서 심인성 발기 15%에서 사정 **여성:** 반사성 성적 흥분 소실: 심인성 반응과 동반, 수정능력/임신은 손상되지 않음, 종종 조기 진통
불완성손상	대개 완전 위운동신경세포 손상과 유사	대개 완전 위운동신경세포 손상과 유사	**남성:** 98%에서 반사성 발기 기능 **여성:** 반사성 성적 흥분

글래스고 혼수 척도

눈 뜨기	Pts	대답하기	Pts	운동 반응	Pts
자발적: 뇌간의 각성 메커니즘이 활성화됨을 의미	4	지남력이 있음: 사람, 장소, 시간을 분별	5	명령에 따름 (비자발적인 움직임은 없음)	6
음성: 소리 자극에 대해 눈을 뜸	3	혼돈: 질문에 대답하지만, 약간의 지남력 장애 및 혼돈을 동반	4	국소적: 자극을 제거학 위하여 사지를 움직임	5
통증: 얼굴이 아닌 사지의 통증 자극	2			굽힘: 정상 전체 어깨 및 팔이 통증에 대해 굽혀짐	4
전혀 눈을 뜨지 않음	1	부적절: 말은 이해할 수 있음; 대화를 지속하기 어려움	3	굽힘: 비정상 통증에 대해 겉질제거 강직 자세를 위함	3
		이해불명: 신음소리 등 이해할 수 없는 음성	2	폄: 비정상, 어깨의 모음 및 안쪽돌림; 위팔의 엎침	2
		전혀 소리를 내지 못함	1	전혀 움직임이 없음	1

란쵸로스아미고 인지 기능 척도

점수	척도 기술(scale description)
10	목적있고 적절: 모든 환경에서 여러 작업을 동시에 처리/휴식을 요할 수 있음 독립적으로 보조 기억 도구를 사용 시작
9	목적있고 적절: 독립적으로 작업간 이동, 2시간 동안 정확히 수행 보조 기억 도구를 사용
8	목적있고 적절: 과거 및 최근 사건을 회상하며 환경에 대한 자각 새로이 학습된 내용의 지속을 보임
7	자동적 - 적절: 병원 및 가정에서 적절하며 지남력 있게 보임/로봇과 유사
6	혼돈 - 적절: 외부로부터의 정보나 지시에 의존/간단한 지시를 수행
5	혼돈 - 부적절: 간단한 명령에 일관된 반응/복잡하거나 외부 구조가 없는 경우 적절치 못한 반응
4	혼돈 - 초조: 활동이 증가된 상태/기괴한 행동/목적없음
3	국소적 반응: 자극에 대해 특이적이나 일관되지 못한 반응
2	일반적 반응: 자극에 대해 비특이적인 방식으로 일관되지 않고 목적이 없는 반응
1	무반응

무의식의 흔한 원인

조건	발현 양상
급성 알콜 중독	혼미; 통증 자극에 반응; 알콜성 호흡; 동공 중등도 확대; 대칭적 반응성 동공; 깊고 잡음이 많은 호흡; 혈중 알콜 > 200 mg/dL
두부 외상	종종 수상의 국소적 증거 또는 수상력; 동공 비대칭적 및 느리고 비활동적; 다양한 맥박; 다양한 혈압; 반사의 변화; 실금 및 마비 동반할 수 있음; CT상 두개내 출혈 또는 골절 소견
뇌졸중: 허혈 또는 출혈	심혈관질환 또는 고혈압의 병력이 대개 존재; 갑작스런 비대칭성 발병; 비대칭적 및 비활동적 동공; 국소 신경학적 증후; 편마비
간질	갑작스런 경련의 발병; 실금 동반 가능; 반응성 동공; 혀를 물거나 상처 동반
당뇨병성산증	서서히 발병; 마른 피부; 안면 홍조; 과일향의 호흡; 과환기, 케톤뇨, 고혈당, 혈중 대사성 산증
저혈당	경련을 동반한 급성 발병: 어지러움, 발한, 오심, 차갑고/끈적끈적한 피부, 두근거림, 두통, 배고픔 저체온, 반응성 동공, 과장된 심부반사, 양성 바빈스키 증후
실신	갑작스런 발병, 감정적 위기 또는 심차단과 연관; 혼수 상태가 드물게 깊거나 지속됨; 창백; 느린 맥박, 추후 빠르고 약해짐 누우면 곧 깨어남
약제	원인 불명의 급성 혼수의 70% 원인

신경진단학		
진단적 검사/적응증	**검사로부터 얻을 정보**	**주의사항/비고**
임상 근전도: 단일 운동단위 전위 검사를 위한 침 근전도; 운동 단위 활동 및 신경근계의 검사; 탈신경화된 근육과 근육병성 변화를 확인	수축하는 근육에 존재하는 전기적 활동을 기록 아래운동신경세포 질환 및 신경근 압박을 확인하며 신경병성 질환과 근육병성 질환을 감별	검사자는 환자의 움직임을 평가: 동원이 정상인지 결정 부정확한 위치: 기록된 전위를 왜곡 해부학적 이상으로 인한 해석의 문제: 해석상의 경험이 정확도를 높임
역학 근전도: 특정 목적의 작업 수행 동안의 근육의 기능을 검사	근육의 반응 양상, 활동의 발생 및 중단, 반응의 수준 특정 근육의 활동을 촉진하거나 억제하는데 사용	신경전도속도에서 얻어진 정보와 비교 임상 근전도검사의 주의사항과 동일
신경전도속도: 표면 전극 사용; 말초 신경을 평가: 감각과 운동 신경	말초 신경병증, 운동신경질환, 탈수초질환의 평가	일반 검사는 작은 수초화되지 않은 C 섬유를 침범하는 말초 신경 질환을 진단하지는 못함 **초기** 말초 신경병증은 이상 감각 신경과 정상 운동 신경 소견을 보일 수 있음

(다음 페이지 본문 계속)

신경진단학(계속)

진단적 검사/적응증	검사로부터 얻을 정보	주의사항/비고
뇌파검사; 뇌의 기능 이상을 평가, 특히 간질	경련의 감별진단: 특히 자발적 발작인 경우; 뇌파 활동이 없는 경우: 뇌사의 진단	예민도는 높지만 특이도는 낮음; 고비용
뇌자도검사; 뇌의 기능 이상을 평가: 간질	새로운 검사: 뇌의 전기적 활동에 의해 형성되는 자기장을 기록	뇌파검사에 비해 우월
CT 검사; 뇌와 척수의 구조적 질환을 확인	급성 외상, 두개내 또는 거미막밑 출혈, 두개골 병변, 목/허리 신경근 병변 및 팔신경얼기 또는 허리엉치신경얼기 병변과 연관된 뇌/척추 질환의 평가에 가장 좋은 진단적 검사	고가; 대사성 또는 염증성 질환을 진단할 수 없음 박동기 또는 뇌동맥류 클립 등의 금속 존재시 MRI를 대신해서 사용; 또는 환자가 초조하거나 폐쇄공포증이 있는 경우 사용

신경진단학(계속)

진단적 검사/적응증	검사로부터 얻을 정보	주의사항/비고
허리천자; 중추신경감염 의심 시 확진을 위해; 뇌혈관질환에 대해 항응고제 사용전에	세포 수 및 백분율 종양 세포에 대한 세포학적 검사 세균 및 신균 임색 미생물 배양	천자 부위에 조직 감염이 있으면 금기 검사의 합병증: 두통 및 요통
혈관조영술; 뇌와 척수의 혈관을 시각화하기 위해	뇌혈관 질환, 뇌 정맥강, 뇌내 동맥류 및 척추 동정맥기형을 평가	조영제 알레르기에 대한 환자의 평가

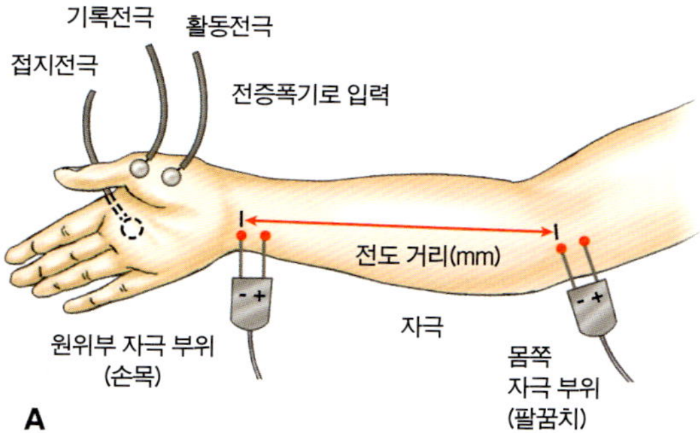

기록전극
활동전극
접지전극
전증폭기로 입력
전도 거리(mm)
자극
원위부 자극 부위
(손목)
몸쪽
자극 부위
(팔꿈치)
A

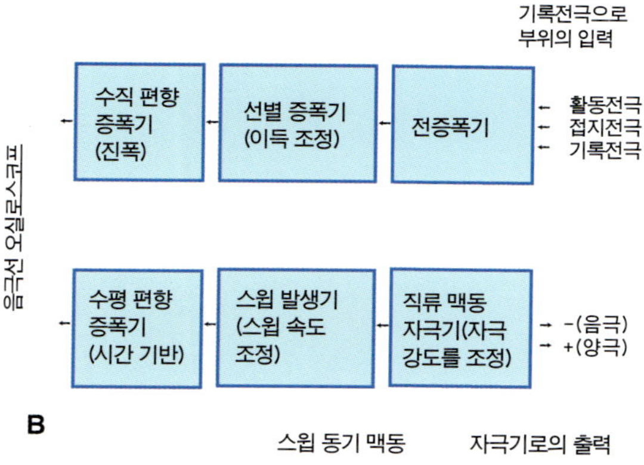

기록전극으로
부위의 입력
수직 편향
증폭기
(진폭)
선별 증폭기
(이득 조정)
전증폭기
활동전극
접지전극
기록전극
음극선 오실로스코프
수평 편향
증폭기
(시간 기반)
스윕 발생기
(스윕 속도
조정)
직류 맥동
자극기(자극
강도를 조정)
-(음극)
+(양극)
B
스윕 동기 맥동
자극기로의 출력

빠른 선별검사

운동 조절 평가: 모든 분야를 정상과 비정상으로 표기해야 함

정상	비정상	검사
____	______	인지
____	______	의사소통
____	______	각성
____	______	감각
____	______	지각
____	______	유연성
____	______	긴장도
____	______	깊은힘줄반사
____	______	발달 반사
____	______	정위 반응
____	______	근력
____	______	움직임 양상
____	______	협조
____	______	균형
____	______	보행
____	______	기능적 능력

신경근계 치료

단계적 치료	구체적 활동
균형, 협조 및 민첩성 훈련	발달 활동 훈련
	운동 조절 및 학습 훈련/재훈련
	신경근 교육/재교육
	지각 훈련
	자세 인지 훈련
	감각 훈련/재훈련
	업무-특이적 수행 능력 훈련
	알뜰 훈련

(다음 페이지 본문 계속)

신경근계 치료 (계속)	
단계적 치료	**구체적 활동**
신체 역학 및 자세 안정화	신체 역학 훈련
	자세 조절 훈련
	자세 안정화 활동
	자세 인지 훈련
보행 및 이동 훈련	발달 활동 훈련
	보행 훈련
	지각 훈련
	의자차 훈련
신경운동 발달 훈련	운동 훈련
	움직임 양상 훈련
유연성 운동	근 연장 및 신장: 관절가동운동범위 운동
근력, 지구력 훈련	능동 보조, 능동 저항 운동(구심성/원심성, 등속성, 등척성, 등장성) 업무－특이적 수행 훈련
전기치료 양식	바이오피드백
	전기적 자극
물리 요법 및 기계 요법	박동성 전자기장 냉동 요법 수치료 빛: 적외선/레이저/자외선 음: 음성영동법/초음파 열치료: 투열치료/건열/핫팩/파라핀 압박치료: 붕대감기/압박복/테이핑/접촉석고고정/혈관공기압 압박 중력-보조 압박기구: 기립대/경사대 지속적 수동운동 견인 장치: 간헐적/위치적/지속적

신경근계 치료 *(계속)*

단계적 치료	구체적 활등
개인 위생 및 가정 관리의 기능적 훈련	일상생활동작 훈련 장애물 적응/변형 기구/장비의 사용 및 훈련 기능성 훈련 프로그램: 요통 학교, 가상 환경, 업무 적응, 여행 훈련 도구적 일상생활동작 훈련 손상 방지 및 감소
직장, 사회, 여가에서의 기능적 훈련	개인 위생 및 가정 관리에서와 동일하나 직장, 사회, 여가 상황에서 시행

특수 고려사항

척수손상 시 동반될 수 있는 문제

문제	증상	기술
자율신경 반사부전	고혈압 느린맥 심한 발한 경직 증가 두통 병변 위로 혈관 확대 소름	**등뼈 6번 이상의 병변에서 병리적 반사; 시간이 지나면서 빈도 감소; 수상 3년 후에는 드묾** 손상 수준 이하에서의 유해 자극에 의한 급성 발병: 방광 팽창, 직장 팽창, 욕창, 요석, 방광 감염, 신장기능이상, 주위 온도 변화 내과적 응급 치료: 소변줄이 꼬였는지 확인; 체위 변경; 자극의 원인 평가: 방광 또는 장 세척

(다음 페이지 본문 계속)

척수손상 시 동반될 수 있는 문제(계속)		
문제	증상	기술
체위성 저혈압	직립으로 체위 변경 시 혈압 감소	목뼈 및 위쪽 등뼈 이상 병변 시 근육 긴장도 소실과 연관된 교감신경성 혈관 수축 조절의 소실 하지, 발목, 발에 부종 발생 치료: 천천히 수직 자세에 적응, 압박 스타킹 및 복대, 혈압상승제, 부종 감소 위해 이뇨제
이소성 골형성	관절운동범위의 소실	병변 아래 연부조직에 골형성: 캡슐외 및 관절외 관절 움직임 및 기능의 문제 치료: 약물; 관절운동범위 향상을 위한 물리치료; 수술
구축	심한 관절운동범위의 제한	체위에 이차적으로 발생: 지속적인 단축 원인: 근육 활동의 소실, 중력, 체위
깊은정맥 혈전	국소 부종, 홍반, 열감	혈전이 정맥에 발생; 폐로 이동 가능: 폐 색전 및 심 정지 위험 증가 치료: 항응고요법 (헤파린 우선 투여)
골다공증, 콩팥돌	돌 형성 골절, 체위 변경	골질량의 순 감소; 골절 위험 증가: 첫 6개월간 위험 증가; 수상 후 혈중 칼슘 이온 증가; 돌 형성의 위험 증가
욕창	홍반, 피부 파괴	연부조직 궤양 : 압력(체중)에 의해 발생

의사소통 질환	
질환	**기술**
언어상실증	
명칭	사물의 이름대기 장애; 단어 찾기 문제
브로카	표현 장애, 경도의 복잡한 구문 이해 장애
전도	구어의 반복 장애; 단어 찾기 시 머뭇거림 및 글자 또는 전 단어의 대체
교차	일시적; 우반구 병변을 동반한 환자에서 발생; 이해력 저하
전	가장 흔하고 심한 형태; 자발적 언어: 전형적인 단어/음이 거의 없음; 이해력 감소 또는 소실; 반복, 읽기 및 쓰기; 손상
겉질밑(시상)	구음장애 및 이해력 결핍을 동반한 경도의 명칭 실어증; 시상, 조가비핵, 꼬리핵, 또는 내포
겉질경유언어상실증	자연스럽게 말하기, 읽기 이해하기와 반복하기에 제한이 있음
베르니케	질문에 대한 부적절한 반응을 동반한 청각 이해력의 심한 장애
쓰기언어불능증	쓰기 능력이 손상; 실어증과 연관; 언어 영역 뒤 또는 이마엽 언어 영역의 병변에서 발견
음률불능증	언어의 선율의 장애; 억양 양상 또는 표현 언어의 변화
구음장애	조음근육 조절의 소실에서 기인

미국척수손상학회(ASIA) 분류	
장애등급	기술(description)
A: 척수의 완전손상	S4-S5 엉치분절에 운동 또는 감각 기능이 보존되지 않음
B: 불완전손상	신경학적 수준 아래로 감각 기능은 보존되나 운동 기능은 보존되지 않음
C: 불완전손상	신경학적 수준 아래로 운동기능이 보존: 신경학적 수준 아래 주요 근육의 절반 초과가 grade 3 미만
D: 불완전손상	신경학적 수준 아래로 운동기능이 보존: 신경학적 수준 아래 주요 근육의 최소한 절반이 grade 3 이상
E: 정상	운동 및 감각 기능이 정상

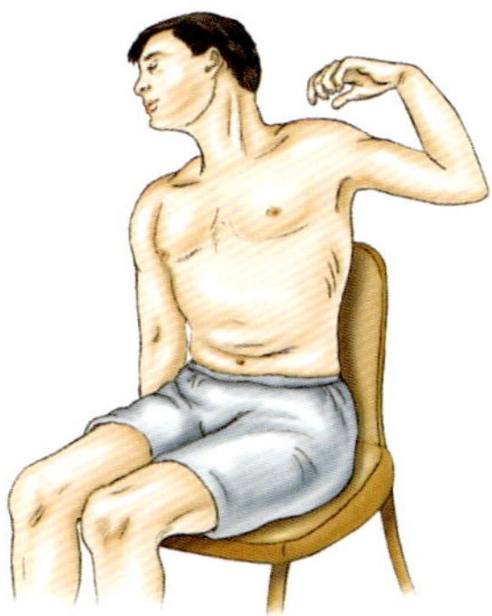

굽힘근 협력운동 양상.

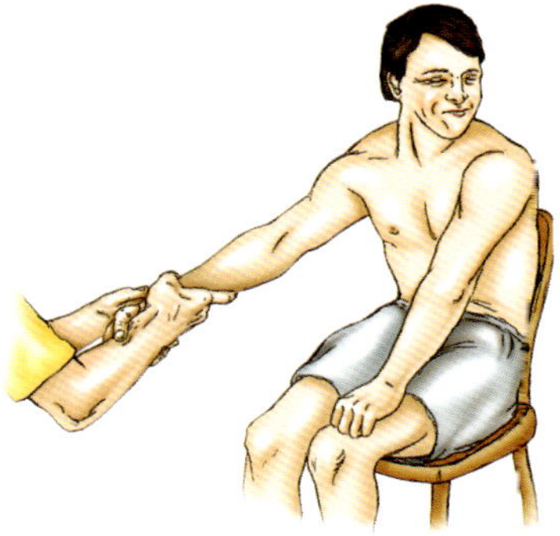

펌근 협력운동.

뇌졸중 후 회복의 예후가 안 좋은 경우

1. 각성 감소, 부주의, 기억력 저하, 새로운 업무를 배우거나 간단한 명령을 수행할 수 없음 _____
2. 심한 편측 무시 또는 병식결여 _____
3. 심한 내과적 문제, 특히 심혈관계 질환 또는 퇴행성 관절 질환 _____
4. 심한 언어 장애 _____
5. 사회 및 경제적 문제가 확립되지 않은 경우 _____

협력운동 양상		
	굽힘근 협력 운동 요소	**폄근 협력 운동 요소**
상지	어깨뼈 뒤당김/올림 또는 과다폄	어깨뼈 당김
	어깨관절 벌림/바깥돌림	어깨관절 모음*/안쪽돌림
	팔꿈치관절 굽힘*	팔꿈치관절 폄
	아래팔 뒤침	아래팔 엎침*
	손목관절 및 손가락관절 굽힘	손목관절 및 손가락관절 굽힘
하지	엉덩관절 굽힘*, 벌림, 바깥돌림	엉덩관절 폄, 모음*, 안쪽돌림
	무릎관절 굽힘	무릎관절 폄*
	발목관절 발등굽힘, 내번	발목관절 발바닥쪽굽힘*, 내번
	발가락관절 발등굽힘	발가락관절 발바닥쪽굽힘

* 가장 강력한 요소

물리치료 치료 가이드: 신경근계에 대한 선호되는 치료 패턴

선호되는 치료 패턴: 주로 균형 소실과 낙상에 대한 예방 및 위험 감소

포함되는 영역: 고령, 감각 변화, 치매, 우울증, 어지럼, 낙상의 병력, 약물, 근골격계 질환, 신경근계 질환, 지속된 부동, 전정기관 병변

선호되는 치료 패턴: 신경근 발달 장애

포함되는 영역: 감각 변화, 출생 시 외상, 인지발달 지연, 유전 증후군, 발달 협동 질환, 발달 지연, 실행증, 태아 알콜 증후군, 조산

선호되는 치료 패턴: 선천적 또는 영아기, 아동기에 후천적으로 발현한 비진행성 중추신경계 질환과 동반된 운동 기능 및 감각 통합 장애

포함되는 영역: 뇌 무산소증/저산소증, 출생 시 외상, 뇌 기형, 뇌성마비, 뇌염, 노산, 외상성 뇌손상, 유전 증후군(중추신경계 동반), 수두증, 감염질환(중후신경계 동반), 뇌수막류, 종양, 척수 계류

선호되는 치료 패턴: 청소년기 또는 성인기에 후전적으로 발현한 비진행성 중추신경계 질환과 동반된 운동 기능 및 감각 통합 장애

포함되는 영역: 뇌동맥류, 뇌 무산소증/저산소증, 안면마비, 뇌혈관질환, 감염질환(중후신경계 동반), 두개골내 신경외과적 처치, 종양, 경련, 외상성 뇌손상

선호되는 치료 패턴: 진행성 중추신경계 질환과 동반된 운동 기능 및 감각 통합 장애

(다음 페이지에 본문 계속)

물리치료 치료 가이드: 신경근계에 대한 선호되는 치료 패턴(계속)

포함되는 영역: AIDS, 알콜성 운동실조, 알츠하이머병, 근육위축가쪽경화증, 바닥핵 질환, 소뇌 운동실조, 소뇌 질환, 원인 불명의 진행성 겉질 질환, 두개골내 신경외과적 처치, 헌팅턴병, 다발성 경화증, 종양, 파킨슨씨병, 일차성 가쪽 마비, 진행성 근 위축증, 경련

선호되는 치료 패턴: 말초 신경 손상과 동반된 말초 신경 및 근육의 수행 능력 장애

포함되는 영역: 신경병증: 손목굴증후군, 팔꿉굴증후군, 팔신경얼기 손상 (Erb's palsy), 노쪽굴증후군, 발목굴증후군; 말초 알뜰 질환: 미로염, 체위성 발작적 어지럼; 수술 후 신경 손상, 외상성 신경 손상

선호되는 치료 패턴: 급성 또는 만성 다발성신경병증과 연관된 운동 기능 및 감각 기능의 장애

포함되는 영역: 절단, 귈랑 바레 증후군, 소아마비후 증후군, 축삭성 다발성신경병증: 알콜성, 당뇨, 콩팥 이상, 자율신경계 이상, 나병

선호되는 치료 패턴: 척수의 비진행성 질환과 연관된 운동 기능, 말초 신경, 감각 기능의 장애

포함되는 영역: 양성 척추 종양, 완전/불완전 척추손상, 감염성 척수 질환, 척수 압박: 퇴행성 척추 관절 질환, 척추원반 탈출증, 골수염, 척추증

선호되는 치료 패턴: 혼수, 반 혼수, 식물인간 상태와 연관된 각성, 관절운동범위 및 운동 조절 장애

포함되는 영역: 뇌 무산소증, 출생시 외상, 뇌혈관질환, 중추신경계를 침범하는 감염성/염증성 질환, 조산, 외상성 뇌손상

APTA: Guide to Physical Therapist Practice, 2nd ed. Physical Therapy, 2001; 81:9-744.

평가

피부계통의 평가는 다음을 포함:

- 피부에 외상을 발생시키거나 감소시키는 활동이나 자세 (관찰, 압력감지지도, 저울)
- 피부에 외상을 발생시키거나 감소시키는 보조기구, 보조기, 보호장비
- 피부의 특징은 다음을 포함:
  - 수포
  - 피부 색의 연속성
  - 피부염
  - 모발의 성장
  - 이동성
  - 손톱 성장
  - 감각
  - 온도
  - 결
  - 긴장도
- 화상의 기술 및 정량화
- 창상의 특징:
  - 출혈
  - 수축
  - 깊이
  - 배액
  - 노출된 해부학적 구조
  - 위치
  - 냄새
  - 색소
  - 모양
  - 크기
  - 병기/진행/원인
  - 터널링
  - 박리
  - 맥박/혈관 검사
  - 창상주위: 둘레치수, 부종 등
  - 통증
- 창상 반흔 조직의 특징:
  - banding
  - 유연성
  - 감각
  - 피부의 결
- 감염의 증후:
  - 배양 검사
  - 관찰
  - 촉진

화상의 분류

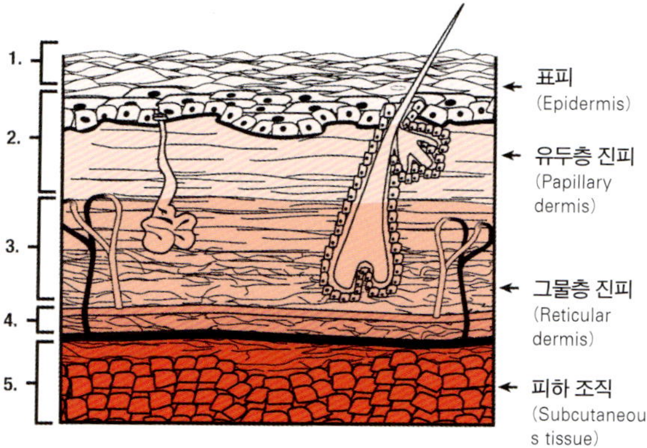

1. 표층
2. 표층 부분층
3. 깊은 부분층
4. 전층
5. 피하

화상의 분류(계속)					
분류	감각	특징 수포	색	치유 시 양상	
표층	통증/지연된 압통	대개 없음	붉은색	건조, 부종이 존재할 수도 있음	반흔 없이 치유
표층 부분층	심함	온전한 수포	붉은색	솟아나온 수포, 부종 동반	반흔 최소 또는 없음
깊은 부분층	표층에 비해 덜한 통증	터짐	붉은색과 흰색의 혼합	중등도의 부종/터진 수포로 인해 습윤	비후성 반흔 및 켈로이드를 동반하면서 치유
전층	통증과 온도에 무감각	없음	흰색/갈색/검은색/붉은색,	딱딱하고 양피지와 같거나, 가죽같은, 건조한 딱지(eschar) 형성	감염이 흔하며 이식이 필요함/피부는 화상의 변연에서부터만 재생
피하	무감각	없음	흰색/갈색/검은색/붉은색	괴사 조직이 전반적으로 분포	괴사조직의 제거를 위해 광범위한 수술이 필요; 절단이 필요할 수도 있음

화상의 종류

종류	원인	창상의 특징
열상 화상	화염에 노출된 피부	불규칙한 변연을 지닌 창상 손상의 깊이가 다양함
	갑작스런 폭발이나 가스의 점화; 섬광 화상	노출된 표면이 고르게 화상을 입음 대개 부분층 화상을 초래
	뜨거운 물체(금속): 접촉 화상	깊고, 날카롭게 경계 지워진 창상 모든 피부 구성 요소와 내부 구조가 파괴됨
열탕 화상	뜨거운 액체와의 접촉	표층 창상 뜨거운 액체가 피부와 일정한 시간동안 접촉(침수/옷이 액체와 접촉), 깊은 부분층 또는 전층의 손상 초래
화학약품 화상	산이나 강한 알칼리	즉시 닦아내지 않는 한 조직이 오랜 기간 동안 노출됨 부분층 또는 전층 손상을 초래
전기 화상	전류	근육과 힘줄, 뼈에 잘 경계 지워진 깊은 손상 신경혈관계를 포함 손상으로 인해 심한 움직임의 장애 및 신체적 장애 초래

화상 부위의 정도: 화상 부위 측정을 위한 9의 법칙

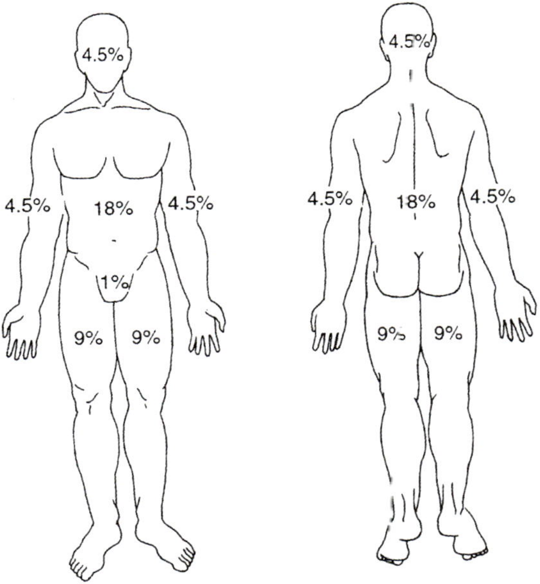

성인.(From Rothstein JM, Roy SH, Wolf SL. The Rehabilitation Specialist's handbook, 3/e. 2005.)

화상 부위의 정도: 화상 부위 측정을 위한 9의 법칙(계속)

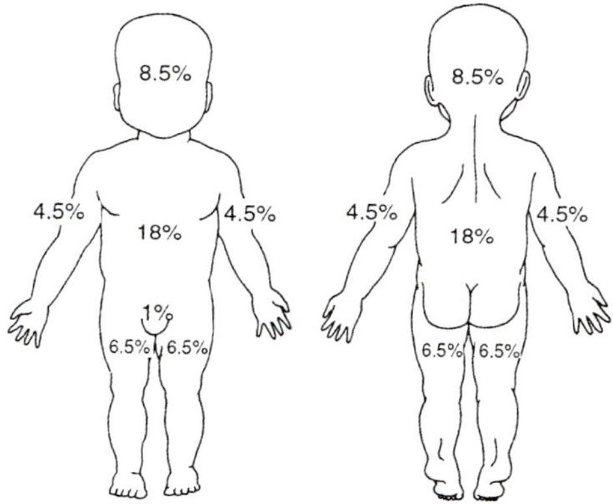

어린 아이.(From Rothstein JM, Roy SH, Wolf SL. The Rehabilitation Specialist's Handbook, 3/e. 2005.)

화상의 이차적 합병증

이차적 합병증	기술	증후/증상
감염	염증 시기: 사망률 증가, 부종 증가, 방어력 감소, 항생제 내성 증가로 인한 위험 증가 화상: 전신 및 국소 항생제 창상: 국소 항생제	열, 무기력, WBC 증가 박테리아 수 >10^5이면 창상 감염; >10^7이면 사망률 증가

화상의 이차적 합병증(계속)

이차적 합병증	기술	증후/증상
호흡기	밀폐공간에서의 화상 시 흡입 손상 (발생율 >33%) 또는 안면부 화상 의심; 사망률 증가 합병증: 이산화탄소 중독, 기관손상, 상기도 폐쇄, 폐부종, 폐렴; 만성기 합병증; 제한성 폐질환, 흡입 손상, 진행성 제한성 폐질환 Xenon 폐 스캔 시행 및 정기적 폐기능검사 시행	안면부 화상, 코털 화상, 심한 기침 대성, 이상 호흡음, 호흡장애, 탄소를 동반한 가래, 저산소증
대사	체중의 급격한 감소, 질소 음균형, 에너지 저장 감소, 당의 동역학 변화: 이로 인한 고혈당 영양공급으로 치료, 실내 온도를 감소	깊은온도의증가, 체중 감소, 발한 증가, 정상 실내 온도에서 체온 손실 ; 알부민, 글로불린, 단백질 감소; 유리 지방산 증가, 중성 지방 증가
심기능/순환기	혈장 및 혈관내액 용적의 심한 감소; 초기 심박출량 감소(처음 30분내 30% 감소 가능), 혈소판 농도 및 기능의 변화, 적혈구 기능 이상	적혈구 감소, 심박수 증가

화상의 이차적 합병증(계속)		
이차적 합병증	기술	증후/증상
근골격계	뼈와 말초 순환의 심각한 손상으로 인해 절단 초래 가능, 심한 체중 감소로 근육량의 감소 및 근섬유 위축 초래	근원섬유마디의 감소; 관절운동 범위 감소, 근위축, 골다공증, 이소성골화증(수상 3~12주내에 통증 및 갑작스런 관절운동범위의 소실)
신경계	전기 화상에서 종종 관찰; 척수, 뇌, 말초신경을 포함; 종종 말초 신경병증 초래; 반흔 조직 형성으로 신경압박 초래할 수 있음	말초 신경병증, 감각 저하, 부종, 근력 감소
통증	통증으로 자발적 움직임 및 운동의 제한; 개방성 창상; 통증 증가; 폐쇄성 창상; 통증 감소; 통증과 피부 균열을 피하기 위해 윤활제의 사용이 중요	소양증, 온감, 냉감, 감각에 대한 민감성 증가

화상 창상 치유

치유 부위	기	기술(description)
진피	염증기	손상 시점부터 시작; 3~5일 후 종료; 백혈구가 도염을 감소; 발적, 부종, 온열감, 통증, 관절운동범위 감소
	증식기	표면: 재상피화; 깊은: 섬유모세포(반흔 조직을 생성하는 세포)가 이동하여 증식; 콜라겐 침착되며 임의 배열; 외력(신장):섬유가 외력의 방향으로 배열 육아 조직 형성(대식세포, 섬유모세포 및 혈관) 창상 수축 발생; 피부 이식으로 구축 감소
	성숙기	반흔 재구성: 2년/ 섬유모세포 감소, 혈관염 감소, 콜라겐 재구성 및 장력 증가; 비후성반흔: 붉고 융기되며 견고함; 콜라겐 생성 속도 > 콜라겐 분해 속도
표피		창상 표면: 세포가 이동하며 창상을 덮음; 피지선의 손상으로 치유 동안에 건조함 및 소양증이 초래될 수 있음; 외부 윤활제가 필요

궤양의 분류

원인	위치	특징적 소견
혈관 궤양: 동맥성	먼쪽부위 하지	위치: 발가락, 발, 정강이 통증: 신경병증으로 인해 통증이 가려진 경우를 제외하고는 심함 괴저: 존재할 수 있음 증후: 맥박 감소, 영양성 변화, 중력을 받는 부위일 경우 청색증
혈관 궤양: 정맥 부전 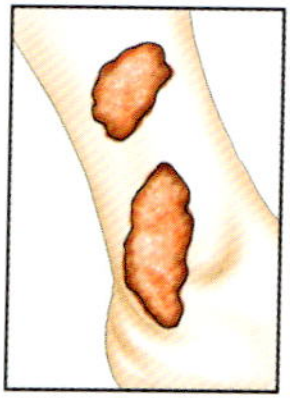 상처 크기를 사정하기 위해 추적하기.	먼쪽부위 하지	위치: 발목 내부 또는 외부 통증: 심하지 않음 주위 피부: 색조성, 섬유성 괴저: 없음 증후: 부종, 울혈성 피부염
영양학적 궤양 (욕창성 궤양): 대개 감각 저하에 기인	뼈돌출부위로	위치: 감각 저하된 부위; 대개 부동에 이차적으로 발생 주위 피부: 굳은살 통증: 없음 증후: 감각 저하, 발목 반사 저하
당뇨성 족부 궤양	먼쪽 부위, 발 주위, 발의 깊은 부위	매우 공격적이며 절단과 같은 심각한 합병증으로 이어질 수 있음 감염의 위험 증가

욕창의 위험 인자

<table>
<tr><th>위험 인자</th><th colspan="2">예방 조치</th></tr>
<tr><td rowspan="4">침대/의자에 국한</td><td colspan="2">매일 피부를 관찰; 매일 목욕, 건조한 피부를 방지
도너츠 모양의 쿠션 사용 금지; 재활 프로그램에 참여
들어 올려서 피부 마찰력 감소(끌지 말 것), 피부에 옥수수 녹말 사용</td></tr>
<tr><td>침상 국한</td><td>의자 국한</td></tr>
<tr><td>매 2시간 마다 체위 변경</td><td>매 1시간 마다 체위 변경</td></tr>
<tr><td>폼, 공기, 겔, H_2O 매트리스 사용</td><td>폼, 겔, 공기 쿠션을 사용하여 압력 감소</td></tr>
<tr><td>이동능력 상실</td><td colspan="2">매 시간 마다 체위 변경
의자에서 체중 이동을 못할 경우 매 15분마다 체위 변경
베개/쐐기 사용하여 무릎과 발목이 닿는 것을 방지
침대에서 종아리 중앙 아래에 베개를 위치하여 발뒤꿈치가 닿는 것을 방지</td></tr>
<tr><td>장/방광 조절 소실</td><td colspan="2">때가 묻었을 때마다 피부 세척 및 소변 누출 치료
지속적인 습윤한 경우: 조기 건조 표면을 지닌 흡수 패드를 사용
크림이나 연고로 피부를 보호</td></tr>
<tr><td>영양 결핍</td><td colspan="2">균형있는 식사/영향 보충 고려</td></tr>
<tr><td>정신 지각 감소</td><td colspan="2">예방적 조치를 선택
침대나 의자에 국한될 경우, 상기 언급한 대로 체위 변경</td></tr>
</table>

창상 관리에 있어서 다른 위험 인자

혈액순환: 혈액순환이 잘 안될 경우 위험 증가
항암제: 전반적인 세포 파괴
스테로이드 치료: 염증 반응 감소
전신 감염의 존재
당뇨: 혈액 순환 및 감각 저하
반복된 외상: 마찰 손상 증가
연령 감소: 표피세포 회전율 및 탄성 감소
알부민 증가 및/또는 전알부민 감소: 영양실조

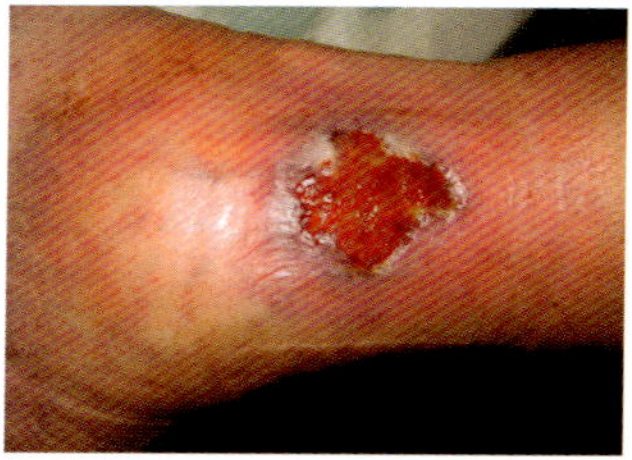

정맥 궤양.(Courtesy of Dr. Benjamin Barankin.)

욕창의 병기 및 원인 (출처: AHCPR classification guidelines)

병기	기술	원인: 외부→내부	원인: 내부→외부
1	피부 파괴를 동반하지 않는 발적(피부 색조의 변화) 희게 되지 않음; 온열, 부종, 융기 또는 딱딱함	피부 압력으로 표면 혈관을 일그러뜨림: 허혈 및 누출	깊은 근육에 대한 압력으로 피부로의 혈류 감소
2	부분층 피부 손상(표피, 진피 또는 둘다), 찰과상, 수포/얇은 구멍	지속된 표면 압력으로 추가적인 괴사에 이름	관통혈관에 압력이 커져서 피부로의 혈류 감소를 초래
3	전층 피부 손상, 피하 조직이 손상 및 괴사, 근막에 까지 이를 수 있음; 깊은 구멍으로 나타날 수 있으며 조직 박리를 동반하거나 하지 않기도 함	지속적인 외부 압력	뼈나 근육의 압력으로 깊은 혈관이 찌그러져 혈류 장애 초래
4	전층 피부 손상으로 조직 괴사 증가/뼈 또는 지지조직의 노출을 동반한 근육의 손상; 박리	매우 높고 지속적인 압력: 깊은 혈관에 영향	지속적인 혈관에의 압력이 심함; 근 괴사

창상면 평가를 통한 창상의 특징			
특징	적응증	진단적 도구	주의/추가적 언급
색	임상적 감염의 증후 찾기 치료 경과를 평가	사진 및 색깔 코딩: 검거나 노랗거나 붉은 부위를 찾기; 컴퓨터 소프트웨어로 색깔 분석; 소프트웨어 없는 경우 사진을 사용	표준 프로토콜 유지: 동일한 카메라 동일한 조명 창상으로부터의 동일한 거리 동일한 카메라의 플래쉬
냄새	세균의 평가	전자 코 임상적: 냄새의 기술	전자 코는 고비용; 실제 클리닉에서는 사용 안 됨 냄새의 기술이 특정 세균의 침범을 결정하지는 않음
온도	온도 상승은 감염과 연관 온도 하강 시 치유를 지연: 산소 유출 감소 만성 하지 창상: 24~26℃	적외선 온도 기록 유리 수은 온도계 또는 서미스터를 사용한 전자 표시 기구	고비용/클리닉에 널리 보급되지 않음 온도계: 모두 쉽게 이해되며 보다 광범위하게 사용
pH	온전한 피부: 4.8-6.0, 간질액 = 중성 pH는 치유를 감시: 화학물질로 인한 산성화는 치유를 촉진	편평 유리 전극	창상 pH 측정은 피부 이식 생존율 및 합성 드레싱 하에서의 창상 치유 등을 예측하는데 사용
부위 및 용적	치유 과정을 정의	스캔된 이미지로부터 3차원 매핑; 사진의 임상적 사용/창상의 투사 및 깊이 측정	매주 간격으로 기저선에서 기록

특수 고려사항

피부암의 확인

암	원인	경고 증후
악성 흑색종: 가장 악성인 암 중의 하나 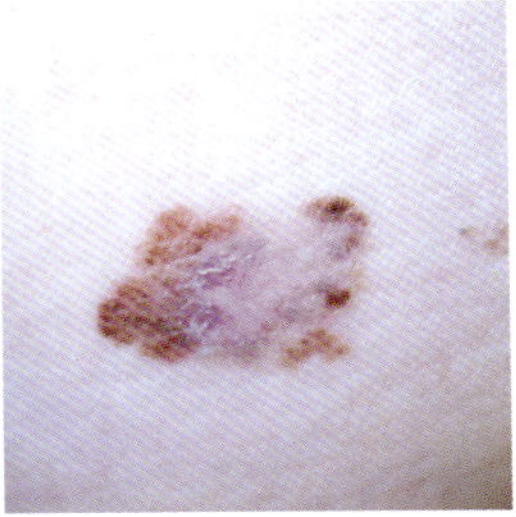 출처: Dr. Benjamin Barankin.	과도한 햇빛 노출 유전 비정형 모반	모반 표변의 변화: 각질/진물/출혈 색조가 경계부위에서→ 주변 피부로 확대 감각의 변화(소양증, 압통, 통증)
바닥세포 악성종양 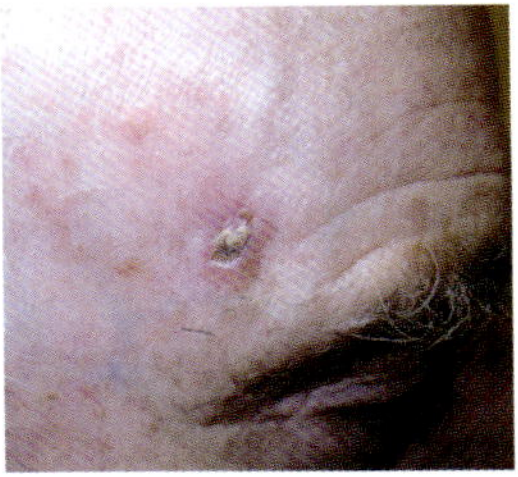 출처: Dr. Benjamin Barankin.	백인에서 가장 흔함 위험인자: 옅은 모발, 눈, 얼굴색; 선탠이 잘 안 됨	머리, 목, 손에 불룩한 혹 또는 결절: 전이는 드물지만, 피부 아래로 확장 가능

(다음 페이지에 본문 계속)

피부암의 확인(계속)

암	원인	경고 증후
편평 세포 악성 종양	백인에서 두 번째로 흔함 커다란 종괴로 발전: 전이 가능	결절 또는 붉고 각질을 지닌 조각으로 보임; 귀의 테두리, 얼굴, 입술 및 입에서 발견

다른 피부 병변

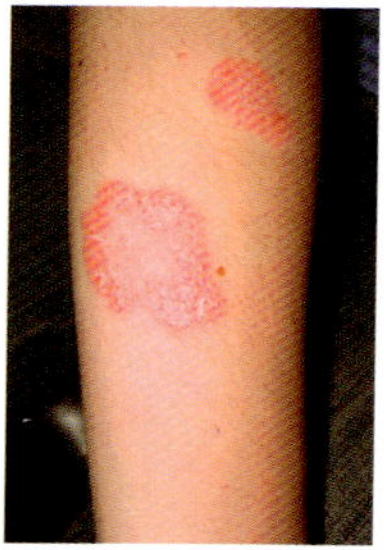

건선. (출처: Dr. Benjamin Barankin.)

원인: 유전성/비전염성; "유발 요인"의 결과로 나타남: 감정적 스트레스, 피부 손상, 약물 반응, 일부 감염

경고 증후: 전신 피로, 압통/부종, 힘줄 부위 통증, 조조 강직, 발적 및 발진, 손가락/발가락 부종

치료적 개입

화상 치료에 흔히 사용되는 외용 제제

약물	기술	적용
Polysporin (bacitracin)	연고; 그람 양성 감염에 사용	소량을 창상에 직접 바름; 덮지 말 것
Accuzyme (collagenase)	효소활용 괴사조직제거 (괴사 조직을 선택적으로); 항균 효과는 없음	딱지에 바르고, 항균제는 써도 되고 안 써도 되고, 습윤 드레싱으로 덮음
Furacin (nitrofuraxone)	덜 심한 화상에 대한 항균 크림; 세균 성장 억제	창상 또는 거즈 드레싱에 직접 바름
Gentamycin	그람 음성균, 포도상구균, 연쇄상구균에 대한 항생제	살균 장갑을 끼고 바름; 거즈로 덮음
Silver sulfadiazine	가장 흔히 사용되는 항균제; 특히 *Pneudomonas*에 사용	백색 크림으로 살균 장갑을 끼고 창상 또는 비면포 거즈에 2~4mm 두께로 바름; 덮지 않고 놔둠
Sulfamylon (mafenide acetate)	외용 항균제; 그람 음성 또는 양성균에 사용; 딱지 안으로 침습	백색 크림으로 하루 2번 창상에 직접 (1~2mm 두께로) 바름; 덮지 않거나 얇은 거즈를 사용
Silver nitrate	방부제, 살균제 및 세정제, 1~2mm 두께의 딱지만 침투; 표면 세균에 사용; 검게 착색	드레싱이나 양말 안으로 2시간 간격으로 사용; 작은 막대 형태로도 사용 가능

창상 드레싱/치료*		
드레싱 종류	**상품명**	**임상적 조언**
얇은 막 (폴리우레탄 막)	Opsite Tegaderm Polyskin Bioclusive	병기 1, 2로 최소의 배출물, 감염이 없는 경우 사용 비흡수성, 가스는 통과 가능, 취약한 피부에는 금기, 습윤 드레싱에서 잘 작용, 관절에도 작용
Hydrocolloid	Comfeel Plus Ulcer dressing Comfeel Plus Transparent Cressing Granuflex Bordered DuoDerm Extra Thin Tegasorb	병기 1, 2, 3으로 최소에서 중등도의 배출물, 감염이 없는 경우 사용 흡착이 강하며 건조한 창상에서는 효과적이지 못함 주위 피부를 보기 어려움 중등도의 흡수성, 병기 4는 적응증이 되지 못함
Alginate/CMC fibrou dressing	SeaSorb Soft Dressing Aquacel dressing Sorbsan dressing	병기 2,3,4로 중등도 또는 다량의 배출물이 있는 경우 사용 삼출물을 흡수, 창상 습윤도 유지, 반투과성, 2차 드레싱 요함, 제거시 주의 요망

창상 드레싱/치료* *(계속)*

드레싱 종류	상품명	임상적 조언
Hydrogels	Purilon gel IntraSite gel Duoderm Hydroactive gel Solosite Vigilon	병기 2,3,4 및 병기 결정하지 못하는 경우로 최소의 배출물, 감염이 없는 경우 수분을 공급하여 괴사조직제거를 보조; 비흡착성; 고정이 어려움 통증 감소, 자연적으로 닫힘; 2차 드레싱이 필요, 반투과성
폼 드레싱	Blatain Non-adhesive Blatain Adhesive Allevyn Non-adhesive Allevyn Adhesive Mepilex Mepilex border	병기 3,4로 과도한 배출물, 감염이 없는 경우 비흡착성, 다량의 삼출물을 흡수; 반투과성
흡수성 드레싱 (과립 삼출물 흡수제)	Bard Absorption dressing Hydragan Debrisan	병기 3,4로 창상 배출물이 있고 감염이 없는 경우 깊은 창상을 잘 메꿔주고, 습윤하게 유지하며, 자가융해로 괴사조직제거에 사용 고정하기 어려움, 2차 드레싱이 필요, 반투과성

*가능한 창상 드레싱은 항상 더 새로운 것으로 바꿔져야 한다.

화상 치료에 이용되는 피부 이식 및 피판술

피부 이식/피판	기술
전진 피판	국소 피판; 창상 주위 피부를 원위치에서 떨어뜨리며 이동하여 결손을 덮음
동종 이식(사체)	유전적으로는 수여자와 동일하지 않은 기증자로부터 이식
자가 이식	수여자의 신체에서 이식
지연 이식	이식 부위를 약간 올리고 대체함; 다른 부위로 이동
유리 피판	피부 조직을 먼 부위로 이동하고 혈관 재연결
전층 이식	피부 전층을 포함한 이식(피하 지방은 포함하지 않음)
이종 이식	다른 종(species)의 구성원으로부터의 이식
동종 이식	유전적으로 수여자와 동일한 기증자로부터의 이식
국소 피판	피부를 주변 부위로 재배치하나 피판의 일부는 부착된 채로 혈류 공급을 받음
그물망 이식	기증자의 피부를 절개하여 그물망을 형성: 보다 큰 부위를 덮기 위해 확장
근피 피판	근육, 피하 조직, 피부 및 온전한 혈류 공급을 동반한 피판
Pedical 피판	한쪽 끝은 부착된 피판: 다른 새로운 끝으로 혈류 공급을 재연결하도록 함
회전 피판/Z-plasty	국소 피판: 3면을 절개하고 돌림: 바로 옆 부위를 덮음
막 이식	수여자의 손상 부위의 변화 없이 기증자의 피부를 붙임
분리층 이식	표면 진피층만 이식

흔한 변형에 대한 자세

관절	흔한 변형	중요한 동작	체위 접근
목: 앞쪽	굽힘	과다폄	목을 펴거나 강성 경추 보조기를 사용
어깨/겨드랑	모음/안쪽 돌림	벌림, 굽힘, 바깥돌림	어깨관절을 굽힘 및 벌린 자세
팔꿈치	굽힘/엎침	폄/뒤침	편 상태로 부목 고정
손	갈퀴손 (내재근 기능 저하)	손목 폄, 손허리손가락 관절 굽힘, 몸쪽 및 먼쪽 손가락뼈사이 관절 폄, 엄지 바닥쪽 모음	손가락을 각각 감싸고, 부종에 대해 올림; 내재근 사용, 손목 폄, 손허리손가락관절 굽힘, 몸쪽 및 먼쪽 손가락뼈사이관절 폄, 손가락사이 공간을 두고 엄지 바닥쪽 모음
엉덩이/샅고랑	굽힘/벌림	모든 동작, 특히 엉덩관절 폄, 벌림	엉덩관절을 중립, 약간 벌린 상태로 신전
무릎	굽힘	폄	후방 무릎관절 부목
발목	발바닥쪽 굽힘	모든 동작	플라스틱 단하지보조기로 발목을 발등굽힘 0°로 위치

(다음 페이지에 본문 계속)

흔한 변형에 대한 자세 (계속)

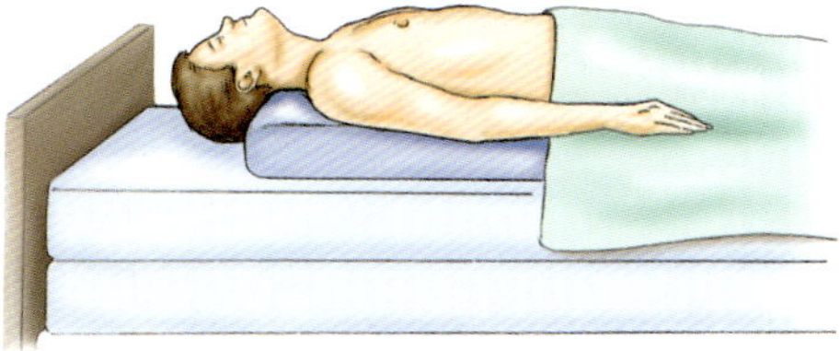

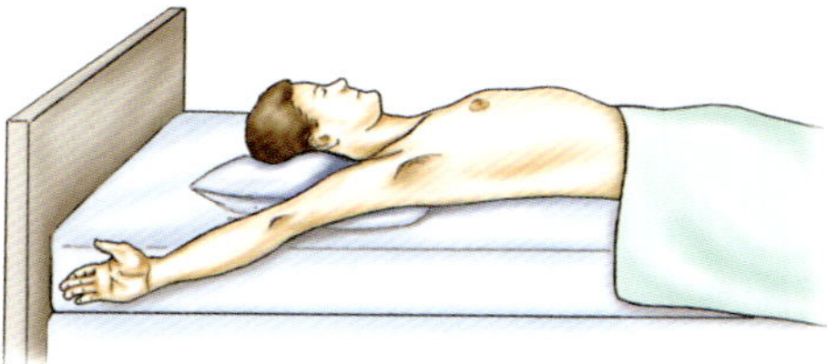

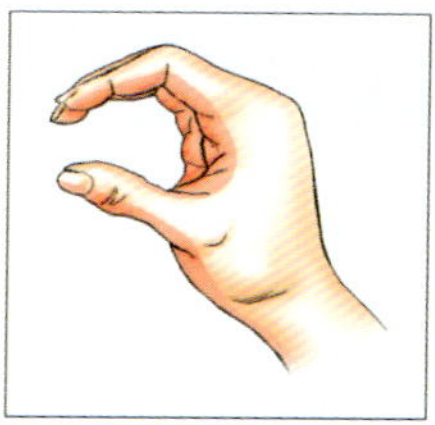

화상/창상에 대한 전기 치료

치료 기구	적응증
적외선	진균 감염, 건선
수치료	세척 및 창상 치유 촉진
전기자극	창상 치유 촉진

창상 치유에 있어서 보조적 치료

치료적 개입: 평열(normothermia)

기술(description): 적외선 열기구로부터 따뜻하고 습윤한 열을 드레싱으로 전달; 치료: 하루에 3번 1시간씩 치료

금기: 3도 화상에서는 사용하지 말 것

치료적 개입: 자외선 치료

기술: 자외선 램프와 상용 제제인 derma wand 또는 Handisol 사용; 원하는 치료 효과를 위해 자외선을 사용

금기: 결핵, 전신질환 (신장, 간, 심장 또는 낭창), 창상 부위 암, 발한, 급성 건선, 단순 포진 또는 습진

치료적 개입: 음압 치료

기술: 대기보다 낮은 압력(50-125mmHg < 주위압)을 창상의 아래 부위에 가함; 개방 세포 폴리우레탄 폼 드레싱, 펌프를 사용하여 지속적 진공상태에서 가함

금기: 없음.

치료적 개입: 고압산소요법

기술: 정상 대기압보다 높은 100% 산소를 환자가 흡입하거나 산소로 조직을 둘러쌈 (대기압의 2~3배로 산소 공급); 적응증: 가스 괴저, 문제가 있는 창상, 괴사성 연부조직 감염, 골수염, 고온 화상, 압좌 손상

(다음 페이지에 본문 계속)

창상 치유에 있어서 보조적 치료(계속)

금기: 부적절하게 사용할 경우, 독성 효과: 산소 독성의 증후/증상: 마른 기침, 오심/구토, 폐섬유화증, 시각 변화, 경련; 금기: 경련 질환, 악성 종양

치료적 개입: 혈소판 유도 성장인자

기술: 치유 촉진을 위해 생체공학적 성장 인자를 외용 도포; 특히 당뇨병성 족부 궤양

금기: 당뇨병성 족부 궤양을 제외한 창상에 대한 효능의 증거 제한

치료적 개입: 줄기세포 치료

기술: 다분화능 줄기세포가 섬유모세포, 내피세포, 및 케라틴세포로 분화

금기: 골수에서 발견: 현재 줄기세포의 사용에 관해 논란

피부 질환의 치료 패턴

치료 패턴	해당 환자군
피부 질환에 대한 일차적 예방/위험 요소 감소	절단, 울혈성 심부전, 당뇨, 영양실조, 신경근 기능이상, 비만, 말초 신경 침범, 다발성신경병증, 이전의 반흔, 척수 손상, 수술, 혈관질환
표면 피부 손상과 연관된 피부 장애	절단, 화상(표면 및 1도), 봉와직염, 좌상, 피부병증, 피부염, 영양실조, 신경병성 궤양 (0도), 욕창 (2도), 혈관 질환(동맥성, 당뇨성, 정맥성)
부분층 피부 침범 및 반흔 형성과 연관된 피부 장애	절단, 화상, 피부 질환, 수포성 표피 박리증, 혈종, 미성숙 반흔, 영양실조, 종양, 신경병성 궤양, 욕창, 이전의 반흔, 척수손상, 수술 창상, 독성 표피 융해, 외상성 손상, 혈관 궤양

피부 질환의 치료 패턴(계속)

치료 패턴	해당 환자군
전층 피부 침범 및 반흔 형성과 연관된 피부 장애	절단, 화상, 동상, 혈종, 반흔 (미성숙, 비후성, 또는 켈로이드성), 림프정체성 궤양, 영양실조, 종양, 신경병성 궤양, 욕창, 수술 창상, 독성 표피 융해, 혈관 궤양
근막, 근육, 뼈까지 확대된 피부 침범 및 반흔 형성과 연관된 피부 장애	농양, 화상, 만성 수술 창상, 전기 화상, 동상, 혈종, 카포시 육종, 림프정체성 궤양, 괴사성 근막염, 종양, 신경병성 궤양 (3, 4, 5도), 욕창(4도), 최근 절단, 피하 정맥 궤양, 수술 창상, 혈관 궤양

APTA: Guide to Physical Therapist Practice, 2nd ed. Physical Therapy 2001;81:9-744.

일반 화학	
임상병리검사/정상치	편향 및 원인
알부민(Albumin/ 3.5-5.0 g/100 mL	만성 간질환, 단백 영양 실조, 신질환, 흡수장애, 만성 감염, 급성 스트레스
알돌라아제(Aldolase/ 1.3-8.2 U/L)	근육 또는 간 손상 및 질환
알칼리 포스파타아제 (Alkaline phosphatase/ 13-39 U/L 영아-청소년 <104 U/L)	간 및 골격계 질환 (폐쇄성 및 간세포질환), 폐쇄성 황달, 담도경화 등 골연화증, 전이성 골질환, 치유중인 골절에서도 약간 증가
암모니아(Ammonia/ 2-55 μmol/L)	간성 혼수 및 레이 증후군; 의식의 변화를 평가하기 위해 측정
아밀라제(Amylase/ 4-25 U/mL)	급성 췌장염 (처음 수시간 동안, 2~3일 후 정상); 만성 췌장염에서 수주/수개월간 상승; 복막염, 소화성 궤양 천공, 급성 장 폐쇄, 장간막 혈전, 침샘 염증(예; 이하선염 등)
음이온 결손(Anion gap/ 8-16 mEq/L)	전해질 검사 결과를 사용하여 계산한 값 대사성 산증 (조절되지 않는 당뇨, 기아, 신장 손상, 독성물질의 섭취, 아스피린 과다, 메탄올) 알부민 감소 또는 면역글로불린 증가 시
AST, SGOT/8-46 U/L (M); 7-34 U/L (F)	심장, 간, 골격근 질환 및 일부 약물 사용 시 급성 심근경색, 심근 괴사 (심근염), 급성 간 손상, 간경화, 전이성, 악성 종양, 폐쇄성 황달, 전염성 단핵증, 울혈성 간종대, 근 질환: 근 괴저, 피부근염, 압좌손상, 아스피린, 코데인, 코르티졸 복용

일반 화학 *(계속)*

임상병리검사/정상치	편향 및 원인
총 빌리루빈(Bilirubin total/<1.0mg/100mL	적혈구 파괴: 용혈성 질환, 출혈, 간기능 이상, 수혈로 인한 용혈, 자가면역질환
BNP/<100 pg/mL	심부전 퇴원을 위해서는 500 미단이 목표 보상되지 않은 심부전에서는 700 이상
요소질소(BUN/8-25 mg/100 mL)	고단백 섭취, 탈수, 화상, 위장관 출혈, 신장 질환, 전립선 비대 단백 섭취 감소, 기아, 간기능 이상, 간경화
칼시토닌(Calcitonin/ 0-14 pg/mL 0-28 pg/mL	C-세포 증식 및 갑상선 수질 악성 종양; 선별 검사로 사용: 제 2형 다발성 내분비 선종증(MEN 2)의 우험
칼슘(Calcium/8.5-10.5 mg/100 mL)	비타민 D 섭취 증가, 골다공증, 나트륨 감소, 소변 배출 감소, 부동, 칼슘 재흡수 증가, 갑상선기능 저하 비타민 D 섭취 감소, 임신, 과도한 이뇨제 사용, 기아 마그네슘 이온 감소, 급성 췌장염, 저알부민혈증
이산화탄소/중탄산염 또는 이산화탄소(Carbon dioxide content/ bicarbonate or CO_2/24-30 mEq/L)	전해질 불균형; 만성 질환 특히 신장 질환에서 변화; 산-염기 균형의 측정; 상승 시 알칼리성 보상 또는 질환을 의미, 산성 보상 또는 대사성 산증에서 감소
염화물(Chloride)	칼륨 보존 이뇨제, 구토, 과도한 칼륨 이온 섭취 (드물게) 설사, 염화암모늄(NH_4Cl) 섭취
콜레스테롤(Cholesterol/ <200 mg/dL)	증가 시, 심질환의 위험 증가를 의미
코르티졸(Cortisol/5-25 μg/100 mL(before noon) <10 μg/100 mL(after noon))	애디슨병 및 전뇌하수체 기능 저하; cushing 증후군 및 스트레스

(다음 페이지에 본문 계속)

일반 화학 *(계속)*	
임상병리검사/정상치	**편향 및 원인**
크레아티닌(Creatine/ 0.2-0.5 mg/dL(M); 0.3-0.9 mg/dL(F)	신장 질환/ 신장 기능의 진행을 관찰
크레아티닌 키나제 (Creatinine kinase/ 17-148 U/L(M); 10-79 U/L(F)	심장 또는 골격근 질환, 진행성 근이영양증, 뇌경색 동위효소로 CPK 증가의 원인을 구별 (MM 증가: 근골격 손상; MB 상승: 심근육; BB 상승: 뇌손상)
크레아티닌(Creatinine/ 0.6-1.5 mg/100 mL)	신장 질환/신장 부전, 만성 사구체신염, 갑상선기능항진
페리틴(Ferritin/10-410 ng/dL)	만성 철분 결핍 또는 단백질의 심한 결핍 (영양 실조 등) 만성 철분 과다 (혈색소 침착증)
엽산(Folate/2.0-9.0 ng/mL)	채식주의자 및 영양 실조, 셀리악병과 같은 흡수장애, 크론씨병, 낭포성 섬유증 악성 빈혈, 위산 분비 저하, 위 세균 과도 증식, 간 및 신장 질환, 알콜 중독
당(Glucose/70-110 mg/100mL)	당뇨, 췌장기능 저하, 스테로이드 사용, 췌장 종양, thiazide 이뇨제, 과도한 카테콜아민 베타 세포 종양, 갑상선 기능 저하, 기아, 글리코겐 저장 질환, 애디슨병
철분(Iron/50-150 μg/100 mL)	빈혈 (장의 만성 출혈이나 월경 시 심한 출혈로 인한), 암과 같은 만성 질환, 자가면역질환, 만성 감염 혈색소 침착증, 과도한 철분 섭취, 심한 음주

일반 화학 *(계속)*

임상병리검사/정상치	편향 및 원인
철 결합능(Iron binding capacity or transferring/250-410 μg/100 mL)	철 결핍성 빈혈 혈색소 침착증, 만성 염증 또는 만성 질환에 의한 빈혈, 간 질환(간경화), 식이 중 단백질 감소, 신염 증후군
젖산(Lactic acid)(lactate) / 0.6-1.8 mEq/L)	출혈, 쇼크, 패혈증, 당뇨병성케톤산증, 심한 운동, 간경화
젖산 탈수소효소(lactic dehydrogenase/45-90 U/L) 5개의 동위효소 (has 5 isoenzymes)	LDH1 : 심근경색, 심근염, 빈혈, 쇼크, 악성 종양 LDH2 : 심근경색, 심근염, 빈혈, 만성 무과립구성 백혈병, 폐경색, 쇼크, 악성 종양 LDH3 : 백혈병, 폐경색, 단핵증, 쇼크, 악성 종양 LDH4 : 단핵증, 쇼크, 악성 종양 LDH5 : 울혈성 심부전, 간염, 간경화, 골격근 괴사성, 피부근염, 단핵증, 쇼크, 악성 종양
지질분해효소(Lipase/ < 2 U/mL)	췌장염(매우 상승) 및 신장 질환, 침샘 염증, 소화성 궤양, 종양 동반 시에도 잠깐 상승 가능
마그네슘(Magnesium/ 1.5-2.0 mEq/L)	마그네슘 이온의 섭취 (제산제) 흡수장애 증후군, 급성 췌장염
삼투압 농도 (Osmolality/280-296 mOsm/kg H_2O	탈수 수분 과다
인(Phosphorus/ 3.0-4.5 mg/100mL)	성장 호르몬 증가, 만성 사구체신염, 유육종증 과인슐린증, 인 흡수 감소
칼륨(Potassium/ 3.5-5.0 mEq/L)	과도한 이뇨제 사용, 구토, 간경화, 감초 섭취, 단식/기아 신장 질환, 외상, 화상, 과도한 보충

(다음 페이지에 본문 계속)

일반 화학 *(계속)*	
임상병리검사/정상치	**편향 및 원인**
프리알부민(Prealbumin /18-32 mg/dL)	영양 부족/영양 실조 비경구적 영양 치료의 효과를 관찰하기 위해 사용
전립선 특이항원 (Prostate-specific antigen/0-4.0 ng/mL)	전립선 암의 선별검사를 위한 암 표지자; 전립선 암, 전립선염, 양성 & 전립선 비대에서 상승
총 단백질 (Protein-total/ 6.0-8.4 g/100 mL)	알부민과 글로불린 농도를 알지 않고는 도움이 되지 않음. 간 또는 신장 질환, 단백질이 흡수되지 않는 경우에서 감소; 에스트로겐 및 경구 피임약 사용 시에서 감소
나트륨(Sodium/135-145 mEq/L)	탈수 (화상, 발한, 설사), 이뇨제 수분 저류 (울혈성 심부전, 신장 질환, 간경화, 과도한 섭취), 과도한 정맥 주사 치료 과도한 수분 소실, 수분 섭취 부족, 고알도스테론혈증
T3/75-195 ng/100mL	갑상선기능 저하, 드물게 뇌하수체에 의한 갑상선기능 저하 갑상선기능 항진
유리 T4 (T4 free/0.75-2.0 ng/dL)	갑상선 기능을 좀 더 정확히 반영 갑상선기능 저하, 드물게 뇌하수체에 의한 갑상선기능 저하 갑상선기능 항진
총 T4 (total/4-12 μg/100 mL)	최초의 갑상선 기능 평가 검사; 현재는 유리 T4로 대체됨. 갑상선기능 저하, 갑상선기능 항진
타이로글로불린(Thyro globulin/3-42 μ/mL)	갑상선 암 치료의 효과 평가 및 재발 감시 위한 암 표지자로 기능; 증가 시, 재발을 암시

일반 화학 *(계속)*

임상병리검사/정상치	편향 및 원인
중성지방(Triglycerides/40-150 mg/100mL)	심혈관질환, 당뇨, 신염 증후군, 간 질환, 갑상선기능 저하
갑상선자극호르몬(TSH/0.5-5.0 μ/mL)	활성도가 떨어지는 갑상선, 뇌하수체 종양, 갑상선 약물에 대한 반응의 결핍; 갑상선의 활동 과다 또는 약물에 대한 과도한 반응
요소질소(Urea nitrogen/ 8-25 mg/100 mL)	급성/만성 신장 질환 또는 신장으로의 혈류 감소 (울혈성 심부전, 쇼크, 심근경색, 화상)로 인한 신장 기능 장애; 과도한 단백질 분해 또는 식이 단백 섭취 증가, 과도한 출혈; 간 질환, 영양 실조, 지나친 수분 섭취
요산(Uric acid/ 3.0-7.0 mg/100 mL)	만성 림프성 및 무과립구성 백혈병, 다발성 골수종, 만성 신부전, 금식, 단백 섭취, 통풍, 임신성 중독, 살리실산염 섭취 증가, 과도한 알콜 섭취

일반 화학 결과의 재활의학적 의미

이상 임상병리검사 결과	재활의학적 의미
↓알부민	영양 실조인 경우, 재활을 위한 에너지가 부족할 수 있음: 운동 능력 감소
↑콜레스테롤	심혈관질환의 중요 인자; 다른 위험 인자를 평가와 더불어 운동 전 심혈관질환의 위험을 평가
↑크레아틴	신장 기능 저하 가능
↑크레아티키나제	심근을 포함한 근 손상; 동위효소 확인 (BB, MB, MM)
↑크레아티닌	신장 기능 저하 가능

(다음 페이지 본문 계속)

일반 화학 결과의 재활의학적 의미 (계속)

이상 임상병리검사 결과	재활의학적 의미
↑당	당뇨 또는 당뇨병전증: 공복시 혈당 측정
↓철분	산소 수송 능력 저하; 운동 지속능력 감소
↑젖산 탈수소효소	장기 기능이상에 대한 동위 효소 확인: 간? 심장?
↑칼륨	부정맥의 위험 증가, 심근 수축력
↓칼륨	부정맥의 위험 증가
↓나트륨	안정 시 활동 전위의 역치에 영향: 하지 근 경련 초래 가능
↓유리 T4	체중 증가 가능; T4가 정상화될 때까지 체중 감량에 어려움 호소 가능
↑요산	발관절 통증 호소 가능

간기능 검사

임상병리검사/정상치	비정상 결과의 의미
ALT/10−35 U/L	급성 감염으로 인한 간염 시 상승하며 (정상의 10배 이상) 1~3개월간 상승 유지 만성 간염 (정상의 4배)
ALT/42−136 U/L	상승 시 담도 폐쇄를 의미; ALT와 AST 상승이 동반되면 간에서 유래, 인과 칼슘이 상승하면 뼈에서 유래
AST/0−35 U/L	급성 바이러스 감염에 의한 간염 시 상승 (정상의 10배), 만성 간염 (정상의 4배)
빌리루빈/ 0.3−1.0 mg/dL 신생아 1−12 mg/dL Critical: >15 mg/dL	적혈구가 많이 파괴되거나 간에서 빌리루빈을 제거하지 못할 때; 신생아에서 상승: 뇌세포를 죽여 정신지체를 초래; RH 부적합시 동반 가능; 성인에서 상승: 대사 문제, 담도 폐쇄, 간 손상 또는 유전성 이상

간기능 검사 (계속)

임상병리검사/정상치	비정상 결과의 의미
알부민/3.5-5 g/dL	간 및 신장 질환에서 감소, 염증, 쇼크 및 영양 실조시 상승; 탈수 시 감소
총 단백질/7.0 g/dL	간 및 신장 질환, 단백질 소화 장애; 다발성 골수종 또는 자가면역질환, 간경화, 신장염 증후군에서 감소, 알부민/글로불린 비율 감소; 백혈병 및 유전 질환에서 증가

최근 부각되고 있는 심장동맥질환/죽상경화증의 위험 인자

- 호모시스테인
- C-반응 단백
- Lp(a)
- 혈전용해요소 (PT/PTT 수치 참조)
- 내피세포 기능이상 (동맥/세동맥의 반응성 증가: 혈관연축, 혈관내피유리확장인자(EDRF) 유리 증가로 인한 저밀도 지방단백질(LDL) 유착 및 죽상경화증)
- 비만
- 대사 증후군: 다음 중 3가지 이상:
  ① 인슐린 저항성
    - 요산 대사 이상
    - 혈장 요산 농도 증가
    - 요산의 신장 청소율 감소
  ② 중성지방 상 승
  ③ 과인슐린혈증
  ④ 당 내성
  ⑤ 고밀도 지방단백질(HDL) 감소
  ⑥ 고혈압

콩팥 임상병리검사

신장 임상병리검사	정상치	재활의학적 의미
혈중요소질소	8–25 mg/100 mL	혈중요소질소는 심부전 및 신부전 시 증가; 크레아티닌이 상승하면 신 기능 저하; 크레아티닌과 사구체여과율간의 간접적인 관계; 크레아티닌의 상승은 사구체여과율의 감소를 의미
크레아티닌	0.6–1.5 mg/100 mL	
요산	3.0–7.0 mg/100 mL	

심장 효소 표지자

임상병리검사/정상치	상승 시간표	재활의학적 의미
트로포닌(T1/0.0–0.1 ng/mL)	심근 손상 시 상승; 심근경색 후 1~2주간 상승 유지	상승한 표지자는 급성 심근경색을 의미; 환자는 재활 치료 이전에 심근 손상에 대해 평가 및 치료를 해야 함; 수치의 진행에 관한 내용 참조
T/<0.18 ng/mL		
CPK/40–150 U/L(F) 60–400 U/L(M)	2~12시간에 상승 시작; 2~4일 후 정상화	
CPK–MB/<4%	CK와 동일, 혈전 용해 약물의 작용 여부를 판단하는데 이용; 상승 후 약물 사용시 빠르게 감소	
SGOT/AST/9–25 U/L(F); 10–40 U/L(M)	6~24시간에 상승 시작; 3~6일 후 정상화	
젖산 탈수소효소/70–180 U/L	12~48시간에 상승 시작; 7일 후 정상화	
미오글로빈/10–95 ng/mL(M); 10–65 ng/mL(F)	심근경색 후 2~3시간에 상승 시작, 8~12시간에 최고조, 24시간 후 정상화	
C-반응 단백질/<10 mg/L	급성 염증 시 상승	

심장 효소 표지자: 시간에 따른 진행

표지자	시작시점	최고조	지속기간
트로포닌-I	3–6 hr	12–24 hr	4–6 days
트로포닌-T	3–5 hr	24 hr	10–15 days
CPK	4–6 hr	10–24 hr	3–4 days
CPK-MB*	4–6 hr	14–20 hr	2–3 days
SGOT/AST	12–18 hr	12–48 hr	3–4 days
젖산 탈수소효소	3–6 days	3–6 days	6–7 days
미오글로빈	2–4 hr	6–10 hr	12–36 hr

해석: 이들 지표자의 상승은 심근의 급성 손상을 나타낸다; PK-MB는 정점에 도달했다가 환자가 침대 밖에서의 활동 및 재활을 하기 전에 감소하기 시작해야 한다.

지질

	정상시	편향/원인
총 콜레스테롤	<200 mg/dL 성인 125–200 mg/dL 소아	증가 시 심장동맥질환 발병 위험 증가; 총 콜레스테롤/고밀도 지방단백질 비율 확인해야 함
고밀도 지방단백질	남성 >40 여성 >50	감소 시 심장동맥질환 발병 위험 증가; 총 콜레스테롤/고밀도 지방단백질 비율 확인해야 함
저밀도 지방단백질	<100 mg/dL	증가 시 심장동맥질환 발병 위험 증가
초저밀도 지방단백질	25%–50%	증가 시 심장동맥질환 및 당뇨 발병 위험 증가
중성지방	<150 mg/dL	증가 시 심장동맥질환 및 당뇨 발병 위험 증가
총 콜레스테롤/고밀도 지방단백질 비율	<4:1 ratio	증가 시 심장동맥질환 발병 위험 증가
Lp(a)	<10 mg/dL	증가 시 혈전 및 심장동맥질환 발병 위험 증가
헤모글로빈 A_1C	<6.5%	증가 시 혈당 수치가 최근 3개월 동안 정상 범위를 벗어났음을 의미; 3개월간의 혈당 조절을 시사

기타 심장 검사

	정상치	편향
호모시스테인	4−7 μmol/L	증가 시 심장동맥질환의 위험인자; 약물로 인한 신부전시 상승
C-반응 단백질 (1) 심장동맥질환 검사용 고예민도 C-반응 단백질 검사는 cardio CRP라고 불림 (2) 염증 및 감염 검사용 일반 CPR test	< 1.0 low CVD risk 1.0−3.0 average CVD risk 3.1−10 ↑CVD risk	(1) 10 mg/L 정도의 증가는 죽상경화증 위험 증가 (2) 100 mg/L 정도의 증가는 비심장동맥 염증, 감염
BNP	< 100 pg/mL	심부전 시 상승 < 500 : 병원에서의 퇴원시 목표 > 700 : 보상되지 않은 심부전
APC-R	< 2.0 (ratio)	정맥혈전색전질환, 심혈관질환(흡연 여성), 및 뇌혈관 질환의 위험 증가; 급성기 반응에 연관
아스피린 반응 검사 (ARU = aspirin reaction unit)	350−550 ARU = therapeutic range	> 550 비치료적 범위/아스피린에 반응하지 않음

혈액학 검사 (전혈구 및 혈구 수)

임상병리검사	정상치	편향/원인
혈액량	8/5–9.0% bocy wt (kg)	↓출혈, 화상, 수술 후
적혈구 $\times 10^{12}$/L	4.5–6.5(M) 3.9–5.6(F)	↑진성다혈구증, 만성폐질환, 탈수, 선천성 심질환, 심혈관질환, 고도 노출, 흡연력, 신 세포 악성종양 ↓빈혈, 신부전(만성), 전신홍반루푸스, 백혈병, 골수기능부전, 호지킨병, 림프증, 다발성골수종, 류마티스열
헤모글로빈 (gm/dL)	13.5–17.5(M) 11.5–15.5(F)	↑울혈성 심부전, 고도, 탈수, 만성폐쇄성폐질환 ↓출혈, 빈혈, 간경화, 용혈
헤마토크릿(%)	40–52(M) 36–48(F)	헤모글로빈와 비슷
백혈구 (WBC) ($\times 10^9$/L)	4–11	전혈구 백분율과 유사
Bands	0%–5%	↓면역억제제, 재생불량성 빈혈, 골수 방사선 조사, 림프성/단핵구성 백혈병, 무과립구증, 항생제, 바이러스성 감염
호염구	0%–1%	↑골수섬유증, 진성다혈구증, Hodgkin 림프종 ↓아나필락시스 반응, 스트레스, 스테로이드, 임신, 갑상선기능항진증

(다음 페이지 본문 계속)

혈액학 검사 (전혈구 및 혈구 수) *(계속)*		
임상병리검사	정상치	편향/원인
호산구	1%–4%	↑알레르기 (천식, 건초열), 기생충 (회충, 흡충), 악성 종양, 큰창자염 ↓화상, 전신성 홍반성 낭창, 급성 감염, 단핵증, 울혈성 심부전, 호중구증가증 또는 호중구감소증을 동반한 감염, 약물 (부신피질 자극 호르몬, 티록신, 에피네프린)
림프구	25%–40%	↑백혈병, 감염성 질환, 발진을 동반한 바이러스 감염 (홍역, 풍진)
■ B세포	10%–20%	↑바이러스 감염, 백혈병, 골수암/방사선치료. ↓면역 기능 이상 (낭창 및 후천성 면역결핍증/인체면역결핍바이러스)
■ T세포	60%–80%	↑바이러스 감염, 백혈병, 골수암/방사선치료. ↓면역 기능 이상 (낭창 및 후천성 면역결핍증/인체면역결핍바이러스)
단세포	2%–8%	↑바이러스 질환, 종양, 염증성 대장, 교원 질환, 혈액학적 질환
호중구	54%–75%	>세균 감염, 염증성 질환, 악성 종양, 외상, 스트레스, 코르티코스테로이드, 급성 통풍, 당뇨, 출혈, 용혈성 빈혈 <급성 바이러스 감염, 골수 질환, 영양 결핍 (비타민 B_{12}, 엽산)

혈액학 검사 (전혈구 및 혈구 수) *(계속)*

임상병리검사	정상치	편향/원인
혈소판 (× 10^9/L)	150–450	↓골수 질환(백혈병/혈소판 감소증), 장기간 출혈 문제, 낭창, 헤파린 또는 퀴니딘 사용, 설파 약제, 항암제 치료 ↑골수증식성 질환, 고도에서의 생활, 지나친 운동
적혈구침강속도	1–13(M) 1–20(F)	염증의 비특이적 표지자 과도한 상승은 급성 감염을 의미 중등도 상승은 염증, 빈혈, 감염, 임신, 노령에서 동반; 신부전, 다발성 골수종, 매크로글로불린혈증(종양), 경구 피임약, 티오필린, 페니실린, 덱스트란 사용 시 상승 ↓다혈구혈증, 백혈구증가증, 일부 단백 이상; 아스피린, 코르티손, 퀴닌 사용

재활의학적 의미

- 적혈구 및 헤모글로빈 감소: 산소 수송 능력의 저하/운동 인내력/지구력 감소
- 백혈구의 상승은 감염을 의미: 생체 징후가 비정상적으로 높을 수 있음
- 혈소판 감소: 출혈 위험 증가

응고 검사

임상병리검사/정상치	편향/원인
활성응고시간(ACT) /175-225 sec	수술 전/중/후의 고용량 헤파린의 효과를 감시하기 위하여 상승 = 응고 억제 상승(혈소판 감소)
프로트롬빈 시간(PT) 또는 활성화 부분 트롬보플라스틴 시간(aPTT) /20-35 sec Critical > 100	설명되지 않는 출혈에 사용 응고 장애 시 상승, 응고 인자 7의 상승 또는 급성 조직 염증/외상 시 감소
출혈시간 (BT) /1-9 min(IVY)*	혈소판 기능 결손, 혈소판결핍증, 폰 빌레브란트 병; 약물에 의한 영향: 덱스트란, 인도메타신, 비스테로이드성 소염진통제
피브리노겐 /150-400 mg/dL Critical < 100	↑급성 염증, 심장동맥질환, 뇌졸중, 심근경색, 외상, 염증성 질환, 유방/신장/위의 암 ↓감소된 경우, 혈전 형성 능력을 저해하며, 간질환, 영양결핍, 파종혈관내응고 및 암에서 감소
INR/10-14 sec Critical > 30	항응고제제의 복용 시: 기본 혈액 희석 2.0-3.0, 응고 위험이 높은 경우(인공 심판막, 전신 색전) 2.5-3.5
플라스미노겐/80-92% of NL for plasma	섬유소 분해에 참여하는 플라스미노겐의 비활성 형태; 과응고 상태(파종성 혈관내 응고, 혈전)의 평가를 위해 사용
혈소판/150 K-450 K/mm†	< 50,000 이거나 > 999,000이면 의미 ↑염증성 질환 및 골수증식성 상태, 용혈성 빈혈, 간경화, 철결핍, 급성실혈 ↓재생 불량성 빈혈, 거대아구성 및 철결핍성 빈혈, 요독증, 파종성 혈관내 응고 등

재활의학적 의미

* 출혈시간, PTT 또는 aPTT 상승 시 주의; 혈소판 감소 시: 활동 시 낙상, 충돌, 좌상 금기

†중요 농도: 혈소판 50,000 미만; 재활치료에 적합하지 않을 수 있음

요 분석

임상병리검사	정상 소견	편향/원인
색/모양	투명한, 노란색, 담황색	옅을 경우: 희석된 뇨 짙은 경우: 탈수
비중	1.005−1.030	감소 시 희석된 뇨; 상승 시 농축된 뇨
pH	4.6−8.0	감소 시 케톤에 의한 이차적 산증, 증가 시 알칼리증
당	음성	비정상 혈당치
백혈구 에스테라제효소	음성	양성 시 요로 감염을 시사
아질산염	음성	양성: 요로 감염
케톤	음성	양성: 혈당 균형 소실
단백질	2−8 mg/dL	상승 시 신기능 저하
삼투압농도	300−900 mOsm/kg	희석 또는 농축 뇨를 시사 상승 시 탈수, 감소 시 수분 과다 시사
백혈구	3−4	요로 감염 시 상승
적혈구	1−2	세뇨관 손상
결정	거의 없음/음성	신장 결석의 존재 시사
적혈구/백혈구 원주	음성	상부 요로 감염 동반 시 상승

뇌척수액 분석

임상병리검사	정상치
압력	50-180 mm H_2O
모양	투명한, 무색의
총 단백질	15-45 mg/dL
프리알부민	2%-7%
알부민	56%-76%
알파1 글로불린	2%-7%
알파2 글로불린	4%-12%
베타 글로불린	8%-18%
감마 글로불린	3%-12%
단크론대역	없음
면역글로불린 G (IgG)	< 3.4 mg/dL
당	500-800 mg/dL
세포수	0-5 WBCs, NO RBCs
염화물	118-132 mEq/L
젖산 탈수소효소	혈청의 10%
젖산	10−20 mg/dL
세포검사	악성 종양 세포 없음
배양검사	균 성장 없음
그람염색	음성
인디아 잉크*	음성
매독검사 (VDRL)	무반응

*Critical values: positive Gram's stain, India ink prep, or culture

약물 농도 (치료적 농도/독성 농도)

약물	치료 농도	독성 농도
Acetaminophen	5–20 mg/L	>25 mg/L
Amiodorone	0.5–2.0 mg/L	>2.5 mg/L
Carbamazepine	4.0–12.0 μg/mL	>12
Digoxin/Lanoxin*	0.5–2.0 μg/L	>2.2
Dilantin	10–20 μg/mL	>20
Lidocaine	1.5–5.0 mg/L	>7.0
Lithium	0.6–1.5 mEq/L	>1.5
Nitroprusside	<10 mg/dL	>10
Phenobarbital	15–40 μg/mL	>45
Procainamide	4–10 μg/mL	>15
Quinidine	1.2–4.0 μg/mL	>5.0
Salicylate	2.0–25 mg/100mL	>30
Theophylline**	10–20 mg/L	>20

* 라녹신 독성 농도: ↑ 부정맥, ECG 변화, 구역
** ↓테오필린 농도: 기관지확장을 치료할 수 없다.

동맥혈 가스

임상병리검사	정상치	편향의 가능한 원인
pH	7.35–7.45	**증가 (알칼리증)** 대사성: 칼슘 이온 증가, 알칼리 물질의 과다 복용, 구토 호흡성: 과환기, 폐 색전 **감소(산증)** 대사성: 설사, 신부전, 아스피린 과다복용 호흡성: 저환기, 호흡 억제, 중추신경 억제

(다음 페이지에 본문 계속)

동맥혈 가스 *(계속)*		
임상병리검사	정상치	편향의 가능한 원인
pO_2	75-100 mm Hg	폐의 질환, 외상, 감염시 감소 (저산소증); 일부에서 산소의 혈관 침투의 장애; 보조 산소 요법을 필요로 할 수 있음
pCO_2	35-45 mm Hg	감소 시 저탄산가스증/ 환자는 과환기를 하거나 지나치게 많은 이산화탄소를 배출 상승 시 고탄산가승증/ 환자는 지나치게 많은 이산화탄소를 보유
HCO_3	22-26 mEq/L	상승 시 알칼리증 시사: 호흡성 산증에 대한 대사성 반응이거나 일차성 대사성 질환 (예; 구토 등) 감소 시 산증 시사: 호흡성 알칼리증에 대한 대사성 반응이거나 일차성 대사성 질환 (예; 당뇨병성 케톤산증)
염기결핍/과다	−2- +2 mEq/L	중탄산염의 체내 농축을 반영; >+3 초과 또는 <-3 미만 시 심각
SpO_2	> 95%	감소 시 혈중 PO_2의 감소 및 산소 해리를 시사; 90% 미만 시 심각; 보조 산소를 필요로 할 수 있음

산/염기 불균형 및 해석

	pH	pCO_2	HCO_3	예
비대상성 호흡성 산증	<7.35	>45	NL	급성 호흡 부전
대상성 호흡성 산증	NL	>45	>26	대사성 비대상성 호흡 부전
비대상성 대사성 산증	<7.35	NL	<22	당뇨병성 케톤산증
대상성 대사성 산증	NL	<35	<22	
급성 호흡성 알칼리증	>7.45	<35	NL	과환자, 통증 증가
대상성 호흡성 알칼리증	NL	<35	<22	
비대상성 대사성 알칼리증	>7.45	NL	>26	오심, 구토
완전 대상성 대사성 알칼리증	NL	>45	>26	

<table>
<tr><th colspan="2">전통적인 약물</th></tr>
<tr><th>약물의 종류/예</th><th></th></tr>
<tr><td>항알쯔하이머
■ Donepezil(Aricept)
■ Galantamine (Reminyl)
■ Rivastigmine (Exelon)
■ Tacrine(Cognex)</td><td>적응증: 치매의 치료
효과: 중추신경계 아세틸콜린의 양을 증가 (아세틸콜린에스테라제의 억제); 인지 기능 및 삶의 질 향상
흔한 부작용: 피로, 어지럼, 두통, 설사, 오심, 실금, 떨림, 관절염, 근육 경련
주의/금기: 과민증 환자에 금기, 간 기능 이상 시 주의</td></tr>
<tr><td>항구토제
■ Cyanocobalamin
■ Hydroxocobalamin (vit B_{12} preparations)
■ Folic acid
■ Darbepoetin
■ Epoetin(Procrit)
■ Nandrolone(Decan)
■ Carbonyl iron(Feosol)
■ Ferrous fumarate(Femiron)
■ Ferrous gluconate
■ Ferrous sulfate (Slow Fe)
■ Iron (Dextran)</td><td>적응증: 구토의 예방 및 치료
효과: 적혈구 및 헤모글로빈 생성
흔한 부작용:
1. 구강 철분은 tetracyclines의 흡수 저하
2. 철분 투여 시 비타민 E 감소
3. Phenytoin (항경련제)은 엽산의 흡수 저하
4. Darbepoetin과 epoetin은 혈액 투석 시 heparin 증량을 요할 수 있음
기타 부작용:
어지럼, 두통, 오심, 구토
주의/금기: 과민증 환자나 알레르기 동반 시 비경구 철분 투여는 주의; 진단되지 않은 빈혈이나 조절되지 않는 고혈압, 용혈성 빈혈에서는 모두 금기</td></tr>
<tr><td></td><td></td></tr>
</table>

전통적인 약물 *(계속)*

약물의 종류/예	
항협심증 **질산염** ■ Isosorbide dinitrate ■ Isordil ■ Nitroglycerin **베타차단제** ■ Atenolol(Tenormin) ■ Carteolol(Cartrol)	**적응증: 질산염** 협심증 발작 및 급성 협심증의 치료 및 예방 **칼슘 채널 차단제 및 베타 차단제** **효과 : 질산염** 관상 동맥의 확장; 전신 혈관 확장을 초래 **베타 차단제** 심근 산소 소모량 감소, 심박동수 감소 **흔한 부작용:** 저혈압/어지럼, 특히 자세 변경 시(기립성 저혈압) 질산염은 두통을 초래; 내성이 생길 필요 있음 **주의/금기:** 베타차단제와 칼슘 채널 차단제: 진행된 심 차단, 심장성 쇼크, 보상되지 않은 심부전에서 금기
■ Labetalol(Normodyne) ■ Metoprolol(Toprol, Lopressor) ■ Nadolol(Corgard) **칼슘채널 차단제** ■ Amlodipine(Norvasc) ■ Bepridil (Vascor) ■ Diltiazem(Cardizem) ■ Verapamil(Calan, Isoptin)	**적응증:** 협심증의 장기적 관리 **효과:** 평활근 동맥 이완 (전신)

(다음 페이지에 본문 계속)

전통적인 약물 *(계속)*

약물의 종류/예	
항불안제 **벤조다이아제핀** ■ Alprazolam(Xanax) ■ Chlordiazepoxide (Librium) ■ Diazepam(Valium) ■ Lorazepam(Ativan) ■ Midazolam(Versed) ■ Oxazepam(Serax) **기타** ■ Buspirone(BuSpar) ■ Doxepin(Sinequan) ■ Hydroxyzine (Atarax/vistaril) ■ Paroxetine(Paxil) ■ Prochlorperazine (compazine) ■ Venlafaxine(effexor)	**적응증:** 불안의 조절: 범불안장애; 단기: benzodiazepines; 장기: buspirone paroxetine, venlafaxine **효과:** 중추신경 억제; benzodi-azepine: 정신적 또는 신체적 내성 **흔한 부작용:** 낮에 졸릴 수 있음; 운전이나 각성을 요하는 활동 피할 것 기타: 어지럼, 무기력, 침침한 시야, 저혈압, 신체적 내성 **주의/금기:** 술과 다른 중추신경 억제제 금지 임신 중이거나 수유 시 사용 금지 조절되지 않는 심한 통증 시 사용 금지
항부정맥 ■ Disopyramide (Norpace) ■ Moricizine (Ethmozine) ■ Procainamide (Procan) ■ Quinidine	**적응증:** 심 부정맥의 억제 목적: 증상의 완화 및 혈역학적 기능 개선 심 전도 조직에 대한 효과에 따라 분류 **효과:** **Class IA:** 나트륨 이온 전도의 감소, 활동 전위 및 효과적 불응기의 증가, 세포막 반응 감소 **흔한 부작용:** 어지럼, 피로, 두통, 오심, 변비, 구강 건조, 저혈압, 부정맥 증가, 심부전 증상 및 증후, 저혈당, 발열 **주의/금기:** 구강 투여전에 심장끝 맥박의 측정 (분당 <50회 미만); 2도 또는 3도 심 차단 또는 심장성 쇼크 환자에서 사용 금지

전통적인 약물 *(계속)*

약물의 종류/예	
Class 1B ■ Lidocaine ■ Mexiletine(Mexitil) ■ Phenytoin(Dilantin) ■ Tocainide(Tonocard) Class 1C ■ Flecainide(Tambecor) ■ Propafenone(Rythmol) Class II ■ Acebutolol(Sectral) ■ Esmolol(Brevibloc) ■ Propranolol(Inderal) ■ Sotalol(Betapace) Class III ■ Amiodarone (cordorone, Pacerone) ■ Dofetilide(Tikosyn) ■ Ibutilide(Corvert) Class IV ■ Diltiazem(Cardizem) ■ Verapamil 기타 ■ Adenosine ■ Atropine ■ Digoxin	**효과: Class IB:** 칼륨 전도의 증가, 활동 전위 지속기간 및 불응기의 감소 **Class IC:** 느린 전도, phase 0 감소 **Class II:** 나트륨 전도를 방해, 세포막 억제, 자동성 감소 **Class III:** 노르에피네프린을 억제, 활동 전위 및 불응기의 증가 **Class IV:** 방실 결절 불응기의 증가; 칼슘 채널 차단제
항천식제 **기관지확장제** ■ Albuterol(Proventill) ■ Epinephrine ■ Formoterol(Foradil) ■ Levalbuterol(Xopenex)	**적응증:** 급성 및 만성 가역적 기관지 수축의 관리 목적: 급성 발작의 치료 및 발생의 감소, 추후 발작의 강도 감소

(다음 페이지에 본문 계속)

<table>
<tr><th colspan="2">전통적인 약물 (계속)</th></tr>
<tr><th>약물의 종류/예</th><th></th></tr>
<tr><td>
■ Metaproterenol (Alupent)
■ Pirbuterol(Maxair)
■ Salmeterol(Serevent)
■ Terbutaline(Brethaire)
코르티코스테로이드
■ Beclomethasone (Beclovent, Vanceril)
■ Betametha-sone
■ Budesonide(Pulmicort)
■ Cortisone
■ Dexamethasone (Decadron)
■ Flunisolide(Aerobid)
■ Fluticasone(Flovent)
■ Hydrocortisone
■ Methylprednisolone
■ Prednisone
■ Triamcinolone (Azmacort)
류코트리엔 수용제 길항제
■ Zafirlukast(Accolate)
비만세포 안정제
■ Cromolyn
■ Nedocromil(Tilade)
</td><td>
효과: 기관지확장제 및 phosphodiesterase 억제제는 생성 또는 분해 억제를 통한 세포내 cAMP의 활성화 코르티코스테로이드는 호흡기 염증의 감소; 류코트리엔 수용체 길항제는 기관지 수축을 초래하는 물질을 감소시킴

흔한 부작용: 초조, 안절부절, 떨림, 불면증, 두근거림, 고혈당, 부정맥

코르티코스테로이드: 우울, 다행증, 성격 변화, 고혈압, 위궤양, 창상 치유 감소, 체중 증가, 쿠싱성 외양

주의/금기: 장기 작용 기관지확장제, 비만세포 안정제, 흡입성 코르티코스테로이드: 급성

발작 시 금기: 심혈관계 질환 환자에서 교감신경 흥분제 및 항콜린제 사용 시 주의

코르티코스테로이드: 갑자기 끊지 말 것; 전신적 코르티코스테로이드의 장기간 사용 시 뼈와 근육의 질량 감소 및 혈당 조절 악화 초래
</td></tr>
<tr><td></td><td></td></tr>
</table>

전통적인 약물 *(계속)*

약물의 종류/예	
항콜린제 ■ Atropine ■ Benztropine ■ Biperidin ■ Glycopyrrolate ■ Ipratropium ■ Oxybutynin ■ Propantheline ■ Scopolamine ■ Tolterodine ■ Trihexyphenidyl	**적응증:** 느린 부정맥, 기관지 연축, 차멀미로 인한 오심/구토, 위 분비능력 감소, 파킨슨씨병에 사용 **효과:** 아세틸콜린의 억제 및 신경절후 콜린성 신경에 의해 지배 받는 부위에서 아세틸콜린의 활동 억제 **흔한 부작용:** **졸림, 구강 건조, 안 건조,** 침침한 시야, 변비, 다른 약물의 흡수 억제: 장 운동성 및 이동 시간의 변화 **주의/금기:** 노인 및 소아 환자에서 부작용이 더 빈번 만성 신장, 간, 폐 심장 환자에서 사용 시 주의
항응고제 ■ Coumadin(Warfarin) ■ Fondaparinux ■ Dalteparin ■ Danaparoid ■ Enoxaparin ■ Tinzaparin ■ Argatroban ■ Bivalirudin ■ Lepirudin	**적응증:** 혈전색전성 질환의 예방 및 치료: 폐색전, 심장잔떨림, 정맥염 심근경색의 관리에서도 사용 **효과:** 혈전 생성 및 확산의 예방; 헤파린을 우선 사용: 빠른 작용 시점 이후 유지 요법 시행 **흔한 부작용:** 어지럼, **출혈, 빈혈, 혈소판감소증** **주의/금기:** 응고 장애, 궤양, 악성 종양, 최근 수술 또는 활동성 출혈에서는 적응이 되지 않음; ↑출혈 위험이 높은 환자에서는 주의하여 사용

(다음 페이지에 본문 계속)

전통적인 약물 *(계속)*	
약물의 종류/예	
항경련제 ■ Pentobarbital ■ Phenobarbital **Benzodiazepines** ■ Diazepam **기타** ■ Acetazolamide ■ Carbamazepine ■ Divalproex sodium ■ Gabapentin (Neurontin) ■ Phenytoin(Dilantin) ■ Valproate sodium ■ Zonisamide	**적응증:** 경련의 발생 및 정도를 감소 **효과:** 중추신경계의 비정상적인 신경 신호 방출을 억제; 경련 역치 증가, 신경전달, 물질의 수준을 변경, 운동 겉질의 억제 또는 경련 활동의 확산 방지 **흔한 부작용:** 운동실조, 초조, 안구진탕, 복시, 고혈압, 오심, 미각 변화, 거식증, 무과립구증, 재생 불량성 빈혈, 발열, 발진, 숙취, 저혈압 **주의/금기:** 심한 간 또는 신장 질환 동반 시 주의하여 사용 산모나 수유 시 주의
항우울제 **MAO 억제제** ■ Phenelzine(Nardil) ■ Tranylcypromine (Parnate) **세로토닌 재흡수 억제제** ■ Citalopram(Celexa) ■ Fluoxetine(Prozac) ■ Fluvozamine(Luvox) ■ Paroxetine ■ Sertraline **삼환계 항우울제** ■ Amitriptyline ■ Amoxapine ■ Desipramine	**적응증: 우울증** 불안(doxepin), 유뇨증(imipramine), 만성 통증(amitriptyline, doxepine, imipramine, nortriptyline), 금연(bupropion), 폭식증(Fluoxetine), 강박신경증(fluoxetine, sertraline), 범불안장애(venlafaxine, paroxetine) **효과:** 시냅스전 뉴런에 의한 도파민, 노르에피테프린 및 세로토닌의 재흡수 차단 결과: 신경전달물질의 축적 대부분의 삼환계항우울제: 항콜린성 및 안정 작용

전통적인 약물 *(계속)*

약물의 종류/예	
■ Doxepin ■ Imipramine ■ Nortriptyline **기타** ■ Mirtazapine ■ Bupropion ■ Nefazodone ■ Trazodone ■ Venlafaxine	**흔한 부작용:** 졸림, 불면증, 안구 건조, 구강 건조, 침침한 시야, 변비, 기립성 저혈압, 어지럼 **주의/금기:** 과민증, 녹내장, 임신, 수유, 심근경색 직후, 노인 환자나 기존에 심장동맥질환 동반 시 주의, 전립선 비대, 천천히 감량
혈당강하제 ■ Acarbose ■ Glimepiride ■ Glipizide ■ Glyburide ■ Insulin ■ Metformin ■ Miglitol ■ Nateglinide ■ NPH insulin ■ Pioglitazone ■ Repaglinide ■ Rosiglitazone	**적응증:** 혈당의 조절을 통한 당뇨의 관리 **효과:** 혈당을 낮춤 **흔한 부작용:** 저혈압 용량은 스트레스, 감염, 운동, 식이 변화 등에 따라 자주 변화 **주의/금기:** 저혈당, 과민증, 감염, 스트레스나 식이의 변화로 용량 조절할 수 있음 노인 환자에서 주의
항진균제 ■ Amphotericin ■ Caspofungin ■ Fluconazole ■ Griseofulvin ■ Itraconazole ■ Ketoconazole ■ Terbinafine	**적응증:** 진균 감염의 치료 **효과:** 진균의 살균 및 성장 억제: 진균의 세포막 투과성 또는 단백질 합성에 영향 **흔한 부작용:** 피부 자극 감염의 위험 증가

(다음 페이지에 본문 계속)

전통적인 약물 *(계속)*	
약물의 종류/예	
	주의/금기: 골수 기능 억제 가능: 골수 기능이 저하된 환자에서 사용 시 주의 신장 기능 장애를 초래할 수 있음
항히스타민제 ■ Azatadine ■ Brompheniramine ■ Cetirizine(Zyrtec) Chlor-Trimeton) ■ Cyproheptadine (Periactine) ■ Desloratidine ■ Hydroxyzine(Vistaril) ■ Loratadine(Claritan) ■ Promethazine (Phenergan)	**적응증:** 알레르기 증상의 완화 (비염, 두드러기, 혈관부종) 아나필락시스 반응에서 보조적 치료로 사용할 수 있음 **효과:** H1 수용체에서 히스타민의 효과를 봉쇄 **흔한 부작용:** 변비, 구강 건조, 안구 건조, 침침한 시야, 진정 **주의/금기:** 과민증, 협각 녹내장, 조산아 또는 신생아에서 금기 노인, 유문 폐쇄, 전립선 비대, 갑상선기능항진증, 심장/간 질환에서 사용 시 주의
항고혈압제: **ACE Inhibitors** ■ Benazepril ■ Captopril ■ Enlapril ■ Fosinopril	**적응증:** 고혈압의 치료 및 심부전/천천히 진행하는 왼심방 기능이상의 관리 Lisinopril: 편투동의 예방을 위해 사용

전통적인 약물 *(계속)*	
약물의 종류/예	
■ Lisinopril ■ Moexipril ■ Perindopril ■ Quinapril ■ Ramipril ■ Trandolapril	**효과:** 혈압 강하, 심부전에서 후부하 감소, 심부전 발현의 감소, 심근경색 후 생존 증가, 안지오텐신 I이 차단 → 혈관수축 안지오텐신 II 혈관확장 bradykinin을 활성화 **흔한 부작용:** 어지럼, 피로, 두통, 발진, 불면증, 협심증, 위약, 기침, 저혈압, 미각 변화, 단백뇨, 발기부전, 오심, 고칼륨혈증, 거식증, 설사, 호중구 감소증 **주의/금기:** 과민증, 임신, 혈관부종에서는 금기 신장 또는 간 기능 장애, 저혈량 환자에서는 사용 시 주의 이뇨제 동반 투여, 노인 환자, 대동맥 협착, 뇌혈관 또는 심기능 부족, 혈관부종의 가족력
항고혈압제: 안지오텐신 II 수용체 길항제 ■ Candesartan ■ Eprosartan ■ Irbesartan ■ Losartan ■ Telmisartan ■ Valsartan	**적응증:** 고혈압의 관리 **효과:** 혈압 강하; 안지오텐신 II의 수용체에서의 혈관수축 효과를 차단; 평활근 및 부신 **흔한 부작용:** 어지럼, 피로, 두통, 저혈압, 설사, 약인성 간염, 신부전, 고칼륨혈증 **주의/금기:** 과민증, 임신, 수유 시 금기 심부전, 체액 또는 염분 부족한 환자, 이뇨제 투여중인 환자, 신 기능 장애, 폐쇄성 담도 질환, 18세 미만에서 사용 시 주의

(다음 페이지에 본문 계속)

전통적인 약물 *(계속)*	
약물의 종류/예	
항고혈압제: **베타차단제:** **비선택적** ■ Carteolol ■ Carvedilol ■ Labetalol ■ Nadolol ■ Penbutolol ■ Pindolol ■ Propanolol ■ Timolol **베타차단제:** **선택적** ■ Acebutolol ■ Atenolol ■ Betaxolol ■ Bisoprolol ■ Metoprolol	**적응증:** 고혈압, 협심증의 관리, 심근경색의 예방을 위해 사용될 수도 있음 **효과:** 전반적으로 심박수 및 혈압 강하 **비선택적:** 베타-1과 베타-2 아드레날린 수용체 자극을 차단 **선택적:** 베타-1 수용체의 자극을 차단; 베타-2 수용체에는 영향 없음 **흔한 부작용:** 피로, 위약, 발기부전, 불안, 우울, 정신 상태 변화, 기억장애, 어지럼, 졸림, 불면증, 침침한 시야, 신경질, 악몽, 심부전, 기관지연축(비선택적), 느린맥, 저혈압, 말초혈관수축, 고/저혈당, 소화기 장애 **주의/금기:** 보상되지 않은 심부전, 폐부종, 심장성 쇼크, 느린맥, 심장차단 시 금기 신장 또는 간 기능 장애, 노인, 폐질환, 당뇨, 갑상선중독증, 알레르기 반응, 임신 시 주의
항고혈압제: **칼슘 채널** **차단제:**	**적응증:** 고혈압, 협심증, 경련성 협심증의 관리

전통적인 약물 *(계속)*	
약물의 종류/예	
■ Amlodipine ■ Diltiazem ■ Felodipine ■ Isradipine ■ Nicardipine ■ Nifedipine ■ Nisoldipine ■ Verapamil	**효과:** 전신 혈관확장: 혈압 강하, 심장동맥확장: 협심증의 빈도 및 발작 감소. 칼슘 이온의 심근 및 혈관평활근 세포로의 이동을 억제 **흔한 부작용:** 두통, 말초 부종, 어지럼, 피로, 협심증, 느린맥, 저혈압, 두근거림, 홍조, 오심 **주의/금기:** 과민증 및 혈압 < 90 mmHg 미만, 느린맥, 2도 또는 3도 심 차단, 보상되지 않은 심부전 시 금기 심한 간 장애, 노인, 대동맥 협착, 심부전의 병력, 임신, 수유, 소아에서 사용 시 주의
항고혈압제 **이뇨제** ■ Chlorothiazide(diuril) ■ Chlorthalidone (hygroton) ■ Hydrochlorothiazide (hydrodiuril) ■ Indapamide ■ Metolazone	**적응증:** 고혈압 또는 심부전 등으로 인한 부종의 관리; 칼륨 보존 이뇨제는 혈압 강하 특성은 약함; 칼륨 이온의 보존을 위해 사용 **효과:** 신장계에 작용하는 전해질 및 수분의 분비 증가 **흔한 부작용:** 저칼륨혈증, 고요산혈증, 어지럼, 무기력, 위약, 저혈압

(다음 페이지에 본문 계속)

전통적인 약물 *(계속)*

약물의 종류/예	
	거식증, 근육 경련, 고혈당, 탈수, 저나트륨혈증, 췌장염 **주의/금기:** 과민증에서 금기, 신장 또는 간 질환 환자에서 사용 시 주의
항고혈압제: **기타:** ■ Clonidine ■ Doxazosin ■ Fenoldopam ■ Guanabenz ■ Guanadrel ■ Guanfacine ■ Methyldopa ■ Minoxidil ■ Nitroprusside ■ Prazosin ■ Terazosin	**적응증:** 본태성 고혈압의 치료; 부작용이 가장 적은 약제로 시작하며 혈압 조절을 위해 좀 더 강력한 약제를 추가 **효과:** 이완기 혈압을 90 mHg 미만 또는 허용가능한 최소치로 낮춤 항아드레날린 작용(말초 및 중추) 및 혈관 확장 **흔한 부작용:** 어지럼, 저혈압, 위약, 구강 건조, 느린맥, 나트륨 저류, 소화기 장애 주의/금기: 신기능 장애 및 보상되지 않은 심부전 환자에서 사용 시 주의
Aminoglycosides: ■ Gentamicin ■ Kanamycin ■ Neomycin ■ Streptomycin ■ Tobramycin **Cephalosporins** ■ Cefadroxil(Duricef) ■ Cefazolin(Ancef) ■ Cefuroxine(Ceftin) ■ Cephalexin(Keflex)	**적응증:** 세균 감염의 치료 및 예방 **효과:** 원인 세균의 살균 및 성장 억제; 진균 또는 바이러스에는 작용하지 않음 **흔한 부작용:** 설사, 오심, 구토, 발진, 두드러기, 경련, 어지럼, 졸림, 두통 **주의/금기:** 특정 약물에 과민증이 있는 경우 금기

전통적인 약물 *(계속)*

약물의 종류/예	
Fluoroquinolones ■ Ciprofloxacin(Cipro) ■ Enoxacin(Penetrex) ■ Gatifloxacin(Tequin) ■ Levofloxacin(Levaquin) **Macrolides** ■ Azithromycin(Zithromax) ■ Clarithromycin(Biaxin) ■ Erythromycin **Penicillins** ■ Amoxicillin(Amoxil) ■ Ampicillin **Sulfonamides** ■ Sulfacetamide ■ Sulfamethoxazole **Tetracyclines** ■ Doxycycline ■ Minocycline ■ Tetracycline **기타** ■ Cloxacillin(Cloxapen) ■ Dicloxacillin(Dycill) ■ Nafcillin(Nallpen) ■ Vancomycin	임신 또는 수유중인 여성, 간 또는 신장 장애 환자에서 사용 시 주의 광범위 약제의 지속적인 사용은 진균 또는 내성이 있는 세균의 추가적인 감염의 위험을 증가시킴
항암제 **Alkylating Agents** ■ Busulfan ■ Chlorambucil ■ Melphalan ■ Procarbazine **Anthracyclines** ■ Doxorubicin ■ Epirubicin	**적응증:** 고형 종양, 임파종 및 백혈병의 치료; 종종 병합요법을 사용 **효과:** 다양한 약제가 다양한 효과를 나타냄; DNA 합성 또는 기능에 영향, 면역 기능 또는 호르몬 상태를 변화; 종양 세포외의 다른 세포에 영향

(다음 페이지에 본문 계속)

전통적인 약물 *(계속)*	
약물의 종류/예	
Antitumor Antibiotic ■ Bleomycin ■ Mitomycin **Hormonal Agents** ■ Estramustine ■ Letrozole ■ Tamoxifen **Vinca Alkaloids** ■ Vinblastine ■ Vincristine	**흔한 부작용:** 오심, 구토, 탈모증, 빈혈, 백혈구 감소증, 혈소판 감소증, 소화기 장애, 폐섬유화, 소양증, 발진, 관절통, 근육통, 오한, 발열, 감염, 홍조 **주의/금기:** 이전에 골수 억제 병력이 있거나 과민증, 임신, 수유 시 금기 활동성 감염, 골수 저하, 방사선 치료, 심한 질환 시 주의
항파킨슨제 ■ Benztropine ■ Biperiden ■ Bromocriptine ■ Carbidopa ■ Entacapone ■ Levodopa ■ Pergolide ■ Pramipexole ■ Ropinirole ■ Selegiline	**적응증:** 다양한 원인의 파킨슨씨병의 치료: 퇴행성, 독성, 감염성, 종양성, 약인성 **효과:** 강직 및 떨림의 감소; 주요 신경전달물질의 균형의 회복: 아세틸콜린과 도파민; 도파민 감소로 인해 콜린성 활동의 증가 **흔한 부작용:** 침침한 시야, 안구 건조, 구강 건조, 변비, 혼돈, 우울, 어지럼, 두통, 진정, 위약 **주의/금기:** 협각 녹내장 환자에서 금기 심한 심질환, 유문 폐쇄 또는 전립성 비대 환자에서 사용 시 주의

전통적인 약물 *(계속)*

약물의 종류/예	
항혈소판제 ■ Aspirin ■ Cilostazol ■ Clopidogrel(Plavix) ■ Dipyridamole (Persantine) ■ Epifibatide(Integrilin) ■ Ticlopidine(Ticlid) ■ Tirofiban(Aggrastat)	**적응증:** 혈전색전증(뇌졸중, 심근경색)의 치료 및 예방 Dipyridamole은 심장 수술 후 사용 **효과:** 혈소판 응집을 억제, 일부는 phsophodiesterase를 억제 **흔한 부작용:** **두통, 어지럼,** 저혈압, 두근거림, 빠른맥, 오심 설사, 위염, 위장관 출혈 **주의/금기:** 과민증, 궤양, 활동성 출혈, 최근 수술한 경우는 금기 출혈의 위험이 높거나 (수술 또는 외상) 위장관 출혈 또는 궤양의 병력이 있는 경우 주의
항정신제 ■ Chlorpromazine ■ Clozapine ■ Fluphenazine ■ Haloperidol(Haldol) ■ Olanzapine(Zyprexa) ■ Prochlorperazine (Compazine) ■ Quetiapine(Seroquel) ■ Risperidone ■ Thioridazine(Mellaril) ■ Trifluoperazine ■ Ziprasidone(Geodon)	**적응증:** 정신질환의 치료: 급성 및 만성; 정신병을 동반한 정신신체 활동의 치료 **효과:** 정신병의 증상 및 증후의 감소; 뇌의 도파민 수용체를 차단; 도파민 분비와 전환을 변화 항콜린 효과를 말초에 작용 **흔한 부작용:** **피라미드바깥길 반응,** 운동이상증, 진정, **광과민증, 침침한 시야, 안구 건조, 구강 건조,** 백혈구 감소증, 변비, 저혈압

(다음 페이지에 본문 계속)

전통적인 약물 *(계속)*	
약물의 종류/예	
	주의/금기: 과민증, 협각 녹내장, 중추신경억제 시 금기 심장동맥질환, 심한 질환, 당뇨, 호흡 부전, 전립선 비대, 장 폐쇄에서 주의
항류마티스제 ■ Betamethasone ■ Cortisone ■ Dexamethasone ■ Hydrocortisone ■ Methylprednisolone ■ Prednisone **Disease-Modifying Antirheumatics** ■ Anakinra ■ Azathioprine (Imuran) ■ Etanercept ■ Hydroxychloroquine ■ Infliximab ■ Leflunomide ■ Methotrexate ■ Pencillamine **NSAIDs** ■ See below	**적응증:** 류마티스성 관절염에서 통증과 부종의 관리, 질환의 진행 및 관절 파괴 억제; 관절 기능 보존 **효과:** 비스테로이드성 소염진통제와 코르티코스테로이드는 항염증제; 질환조절항류 마티스약물은 자동면역 반응을 억제 (세포 매개성 면역 및 항체 형성의 변화) **흔한 부작용:** 스테로이드: 우울, 오심, 다행증, 거식증, 고혈압, 근 수척, 골다공증, 쿠싱성 외양, 창상 치료 감소, 부신 억제, 성격 변화, 수분 저류 **비스테로이드성 소염진통제:** 어지럼, 졸림, 오심, 변비, 발진, 두근거림, 출혈시간 증가 **질환조절항류마티스약물:** 빈혈, 백혈구 감소증, 거식증, 오심, 오한, 발열, 발진, 망막병증, 레이노이드 현상 **주의/금기:** 과민증에서 금기 아스피린에 알레르기가 있으면 비스테로이드성 소염진통제 사용 금기 스테로이드: 치료받지 않은 활동성 염증 존재 시 금기 위장관 출혈의 병력, 당뇨가 있는 환자에서 주의 질환조절항류마티스약물: 활동성 감염, 악성 종양, 조절되지 않는 당뇨 환자에서 금기

전통적인 약물 *(계속)*

약물의 종류/예	
항궤양제 **Antacids** ■ Aluminum hydroxide ■ Magaldrate **Antiinfectives** ■ Amoxicillin ■ clarithromycin **Histamine H_2-Receptor** ■ Antagonists ■ Cimetidine(Tagament) ■ Famotidine(Pepcid) ■ Nizatidine(Axid) ■ Ranitidine(Tritec) **기타** ■ Esomeprazole(Nexium) ■ Lansoprazole(Prevacid) ■ Bismuth subsalicylate	**적응증:** 소화성궤양 또는 위식도역류의 치료 및 예방 **효과:** 항염제는 *H. pylori*에 작용하고 제산제는 위산을 중성화시켜 궤양 표면을 추가적인 손상으로부터 보호 **흔한 부작용:** 다른 구강 투여 약물의 흡수를 방해, 혼돈, 어지럼, 졸림, 정자 수 감소, 발기부전, 미각 변화, 검은 혀 **주의/금기:** 과민증 신 장애 및 노인에서 투여 시 주의
항바이러스제 ■ Acyclovir ■ Amantadine ■ Cidofovir ■ Dososanol ■ Famciclovir ■ Foscarnet ■ Ganciclovir ■ Oseltamivir ■ Penciclovir ■ Ribavarin ■ Valacyclovir ■ Valganciclovir ■ Vidarabine ■ Zanamivir	**적응증:** 바이러스의 관리: acyclovir: 헤르페스 바이러스 및 수두; oseltamivir, zanamivir; 인플루엔자 A; cidofovir, ganciclovir, valganciclovir, foscarnet: 거대세포바이러스; vidarabine: 안구 바이러스 **효과:** 바이러스의 복제를 억제 **흔한 부작용:** Acyclovir는 중추신경계 독성을 초래할 수 있음; foscarnet은 경련의 위험을 높임 다른 부작용: 어지럼, 두통, 오심, 설사, 구토, 전율, 통증, 정맥염, 관절통

(다음 페이지에 본문 계속)

전통적인 약물 *(계속)*	
약물의 종류/예	
	주의/금기: 과민증 기왕력 시 금기 신장 기능 장애 환자에서 주의 (용량 조절해야 함)
골흡수억제제 ■ Alendronate(Fosamax) ■ Etidronate(Didronel) ■ Pamidronate(Aredia) ■ Raloxifene(Evista)	**적응증:** 골다공증의 치료 및 예방 **효과:** 골 흡수 억제/파골세포 활동 억제 에스트로겐 수용체에 결합 **흔한 부작용:** 복통, 복부 팽만, 변비, 설사, 근골격계 통증 **주의/금기:** 과민증, 저칼슘혈증, 혈전색전증 병력이 있는 여성에서 금기 신장 기능 장애 환자에서 주의
중추신경계 활성제 ■ Amphetamine ■ Dexmethylphenidate ■ Dextroamphetamine ■ Methylphenidate(Ritalin) ■ Pemoline	**적응증:** 기면증의 치료 및 주의력결핍 과다행동장애의 관리 **효과:** 중추신경계 신경전달물질의 농도 증가, 호흡기 및 중추신경 자극, 운동 기능 및 정신적 각성 촉진, 피로도 감소 **흔한 부작용:** 과다행동, 불면증, 떨림, 고혈압, 두근거림, 빠른맥, 거식증, 변비, 구강 건조, 발진, 과민 반응

전통적인 약물 *(계속)*

약물의 종류/예	
	주의/금기: 과민증, 임신, 수유 여성, 과잉 민감 상태의 환자에서 금기 자살/살인 의도 등의 정신과적 문제가 있거나 심장동맥질환, 당뇨, 노인 환자에서 사용 시 주의
지질 저하제 ■ Atorvastatin(Lipitor) ■ Cholestyramine (Questran) ■ Colesevelam(Welchol) ■ Colestipol(Colestid) ■ Crestor ■ Fenofibrate(Tricor) ■ Fluvastatin(Lescol) ■ Gemfibrozil(Lopid) ■ Lovastatin(Mevacor) ■ Niacin ■ Pravastatin(Pravachol) ■ Simvastatin(Zocor) ■ Vytorin	**적응증:** 혈중 지질 농도를 낮춤/동맥경화성 심혈관질환의 이환율 및 치사율 감소 **효과:** 콜레스테롤 합성에 관여하는 효소를 억제하거나 위장관의 콜레스테롤에 결합 **흔한 부작용:** 복부 불쾌감, 변비, 오심, 발진 운동과 무관한 근육통; 약물의 독성에 의한 증후일 수 있음 **주의/금기:** 과민증, 담도 완전 폐쇄 변비, 간 질환의 병력이 있는 환자에서 사용 시 주의
비스테로이드성 소염진통제 ■ Aspirin ■ Celecoxib ■ Choline salicylate ■ Flurbiprofen ■ Ibuprofen ■ Indomethacin ■ Ketoprofen	**적응증:** 경도 및 중등도의 통증, 발열, 염증성 질환: 골관절염 및 류마티스성 관절염의 조절 **효과:** 진통, 항염, 해열; 프로스타글란딘의 합성을 억제

(다음 페이지에 본문 계속)

전통적인 약물 *(계속)*	
약물의 종류/예	
■ Nabumetone ■ Naproxen ■ Oxaprozin ■ Piroxicam ■ Salsalate ■ Sulindac ■ Tolmetin ■ Valdecoxib	**흔한 부작용:** 어지럼, 졸림, 오심, 변비, 두근거림, 발진, 출혈시간 지속 **주의/금기:** 아스피린 알레르기가 있는 경우, 비스테로이드성 소염진통제 사용 금지 위장관계를 포함한 출혈성 질환의 병력이 있는 경우 주의 간, 신장 및 심혈관계 질환이 있는 경우 주의
근 이완제 ■ Baclofen ■ Carisoprodol ■ Chlorzoxazone ■ Cyclobenzaprine ■ Dantrolene ■ Diazepam ■ Metaxalone ■ Methocarbamol ■ Orphenadrine	**적응증:** 척수 손상으로 인한 경직의 관리 및 급성 근골격계 질환의 통증 경감 **효과:** 중추에 작용 (dantrolene은 예외) 척추 수준에서 반사를 억제하며 장 및 방광의 기능에 영향 **흔한 부작용:** 오심, 어지럼, 졸림, 피로, 위약, 변비, 고혈당 근 위약을 초래할 수 있음 **주의/금기:** 자세나 균형 등의 기능적 활동을 위해 경직을 사용하는 환자에서 금기 간 질환 병력이 있는 경우 주의

환자/고객 관리의 요소

검사
정보 수집:
병력 청취
계통 분석
검사 및 측정

↓

평가
- 검사에서 얻어진 정보를 토대로 한 임상적 판단
- 타 의료인에게 의뢰를 요하는 추가적인 문제

↓

진단
정보를 체계적으로 구분, 분류 또는 증후군으로 묶는 과정

↓

예후
치료 후 기대되는 향상의 정도 및 소요 시간 확인
치료 계획도 포함됨

↓

치료적 개입
최선의 결과를 얻기 위해 다양한 치료 방법과 기술을 사용. 치료 성과를 위한 의뢰를 포함

↓

결과
환자의 치료 및 관리의 결과

임상적 문제 해결

1. 환자의 증상을 확인한다. ☐
2. 평가해야 할 증상을 정한다. ☐
3. 연관 증상의 특징을 확인한다. ☐
4. 평가할 문제들의 우선순위를 정한다. ☐
5. 증상의 검사 과정을 확인한다. ☐
6. 검사를 시행한다. ☐
7. 검사의 결과를 해석한다. ☐
8. 진단한다. ☐
9. 치료의 목표와 계획을 수립한다. ☐
10. 치료를 시행한다. ☐
11. 치료의 효과를 평가한다. ☐
12. 필요한 경우 치료 프로그램을 수정한다. ☐

문서 기록

"최고의 진료"를 문서로 기록하는 일반적 원칙

원칙	문서 기록의 세부사항
납부자 규칙과 규정에 준함	**메디케어:** 지역 보험의 혜택 내역을 인지한다. 사용되는 **용어**를 이해한다: ■ 의학적으로 필요한 ■ 숙련된 ■ 자격을 갖춘 의료인 ■ 감시 ■ 진료 형태 **민간 보험 납부자:** 보험 혜택 내역을 확인한다. 세부 사항은 담당자와 연락한다.

"최고의 진료"를 문서를 기록하는 일반적 원칙(계속)

원칙	문서 기록의 세부사항
환자의 상태에 맞는 세부사항을 기록함	"환자가 왜 이런 치료를 요하는가?"에 대한 대답 진단을 포함한 환자 의뢰 다음을 포함한 재활 검사: ■ 주관적 정보: 증상, 일상생활 및 기능에 대한 영향 ■ 객관적 정보: 장해, 기능적 제한 및 장애
재활치료의 필요성에 대해 의료인의 평가를 포함	■ "이러한 치료로 환자가 어떻게 도움을 받는가? 그리고 어떻게 치료를 제공할 것인가?"에 대한 대답 ■ 숙련된 치료의 "필요성"에 대한 정의 ■ 객관적 자료에 근거하여 시간에 따른 측정 가능한 목표를 확인
각 환자에 대한 진료 계획을 수립	■ 구체적인 치료 도구/운동의 시행 빈도, 기간, 감시의 정도 ■ 개별화
시행한 치료에 대한 세부사항을 기록	구체적인 치료와 치료에 대한 반응, 예후를 포함 제공된 서비스의 적절한 청구
시간 및 예상되는 상태를 포함하여 예후를 기술	환자의 진단과 연관, 숙련된 치료에 대한 필요성을 반영

*Web sites/References: cms.hhs.gov/mcd/search.asp; aacvpr.org; specific payers's Web sites; *Guide to PT Practice*; ICD-9 code book; AMA CPT guide.

SOAP 노트 형태	
요소	각 요소에 포함된 구체적 사항
S(Subjective, 주관적)	문제: 주증상 치료와 관련되어 환자가 호소하는 정보 ■ 통증 또는 통증으로 인한 행동 ■ 현재 복용하는 약제 ■ 가정 환경 ■ 과거력 ■ 병전 기능적 수준 ■ 환자의 목표 ■ 현재의 기능적 수준
O(Objective, 객관적)	진료기록지에 근거한 과거력 객관적 측정/관찰 결과 시행한 치료에 대한 기술 시행한 환자 교육에 대한 기술 타 의료인/의사 등과 협진한 내역 기록
A(Assessment, 평가)	다른 의료진이 알 수 있도록 환자에 대한 평가, 문제에 대한 개요, 숙련된 치료의 필요성을 기술하며, 다음을 포함: ■ 문제 목록 ■ 목표: 장기(치료 종료시) 및 단기(치료 중) ■ 측정 가능, 현실적, 관찰 가능, 치료 시간, 기능적 ■ 요약: 진단 및 예후에 대한 소견
P(Plan, 계획)	■ 일/주 별 빈도 ■ 시행하는 치료 ■ 교육 ■ 장비 ■ 추가적인 평가/의뢰에 대한 계획 ■ 퇴원 기준

결과 평가 도구

결과 평가 도구의 기능적 평가

검사	기술(description)
Barthel Index	일상생활동작에서의 기능적 독립성 측정
Borg Rating of Perceived Exertion	활동에 따른 주관적 노력(6-20 등급 또는 0-10 등급)
Box and Block Test	잡기/놓기/편측 평가를 포함한 전반적인 손의 기민성
Canadian Occupational Performance Measure	개인위생에서의 수행 능력 평가
Clinical Outcom Variable Sacle	신체적 이동성에 대한 평가
Disabilities of the arm, shoulder, & hand	상지 장애 측정: 신체적, 사회적 및 증상 측정
Functional Assessment System of Lower Extremity Dysfunction	관절염 환자에서의 하지 기능 (20개의 변수, 5 등급)
Functional Independence Measure	23개 항목으로 평가하는 기능적 독립성
Katz ADL index	의존의 정도(8 등급): 대개 노인에서 사용하지만, 소아에서도 사용
Kenny Self-Care Evaluation	일상생활동작의 평가
Klein-Bell ADL Scale	장애를 동반한 성인에서 일상생활동작의 평가 (170개 항목)
Level of Rehabilitation Scale	일상생활동작, 이동 및 의사소통에서의 독립성 평가
Lower Extremity Activity Profile	하지 기능 (개인 위생 및 이동성: 23개 항목)

(다음 페이지에 계속)

결과 평가 도구의 기능적 평가(계속)

검사	기술
Lower Extremity Functional Scale	근골격계 질환을 지닌 환자에서의 하지 기능 (20개 항목)
Older Americans Resources & Services Scale-Instrumental Activities of Daily Living	노인에서의 기능적 능력 및 가정 의료 서비스의 필요
Patient Evaluation Conference System	재활 환자에서의 기능적 변화 (79개 항목)
PULSES Profile	기관에 입원한 만성 환자에서의 기능
Rivermead Mobility Index	신경학적 질환을 지닌 환자에서의 이동성
Seattle Angina Questionnaire	협심증 증상을 지닌 환자에서의 기능 평가
Self-Paced Walking Test	128미터 보행 후 최대 산소 소모량 측정
Timed Walk Tests(3-, 6-, 12-min)	보행시의 기능적 수행: 본래 만성폐쇄성폐질환에서 검사
Timed Stands Test	관절염 환자에서의 하지 근력
Timed "Up and Go" Test	유약한 노인의 이동성: 의자에서 일어나서 3m 보행 후 다시 의자로 와서 앉기에 소요되는 시간 측정
Upper Extremity Functional Scale	직장에서의 상지 기능
Visual Analogue Scale for Dyspnea	호흡곤란에 대한 환자의 자각; 활동을 할 때 사용

건강 상태/삶의 질 결과 평가 도구

검사	기술	
Arthritis Impact Measurement Scales	류마티스성관절염 환자의 신체적, 사회적 및 정신적 건강 상태 정량화	
Chronic Respiratory Disease Questionnaire	만성폐질환 환자에서의 삶의 질	
EuroQoL-5D(European Quality of Life Scale)	건강 관리 삶의 질	
Health Utilities Index	건강과 연관된 삶의 질	
Living with Heart Filure Questionnaire	울혈성 심부전 환자에서의 삶의 질	
Nottingham Health Profile	건강 상태/근골격계 질환 (38 항목)	
St. George' s Respiratory Questionnaire	만성폐질환 환자에서 건강과 관련된 삶의 질	
Short Form Health Survey(SF-36)	건강 상태에 대한 자각; 비질환-특이적 (36개 항목)	
12-Item Short Form Health Survey	SF-36의 간단한 형태	
Sickness Inventory Profile	비질환-특이적 인구에서의 건강 상태 자각	
근골격계-특이적 결과 평가 도구		
척추/허리-특이적 결과 평가 도구	척추 운동성을 측정하는 이중 경사측정기 방법	척추 운동성
	척추 운동성을 측정하는 (단일) 경사측정기 방법	척추 운동성
	척추 운동성을 측정하는 수정된 Schober 방법	척추 운동성

(다음 페이지에 계속)

건강 상태/삶의 질 결과 평가 도구(계속)		
	검사	기술
	Numeric Pain Rating Scale	근골격계질환 환자에서의 통증의 정도
	Oswestry Low Back Pain Disability Questionnaire	허리 통증으로 인한 장애의 자각 정도
	Roland & Morris Disability Questionnaire	허리 통증 환자에서의 장애 척도
	Sorensen Test for Endurance of Back Muscles	등 근육 기능(엎드린 자세에서)
	Visual Analogue Scale for Pain	환자의 통증의 자각; 활동에 사용된
상지-특이적	Box and Block Test	잡기/놓기/편측 평가를 포함한 전반적인 손의 기민성
	Disabilities of the arem, shoulder, & hand	상지 장애 측정: 신체적, 사회적 및 증상 측정
	Upper Extremity Functional Scale	직장에서의 상지 기능
	Wolf Motor Function Test	외상성 뇌손상 및 뇌졸중 환자에서 15개의 상지 동작의 속도 측정
하지-특이적	Functional Assessment System of Lower Extremity Dysfunction	관절염 환자에서의 하지 기능 (20개의 변수, 5 등급)
	Lower Extremity Activity Profile	하지 기능 (개인 위생 및 이동성: 23개 항목)
	Lower Extremity Functional Scale	근육 질환 환자에서의 하지 기능 (20개 항목)
	Timed Stands Test	관절염 환자에서의 하지 근력

소아-특이적 결과 평가 도구

Alberta Infant Motor Scale	운동 수행 발달 지연을 평가: 58개 항목
Bayley Scales of Infant Development	1-42개월에서의 기능적 발달
Bruininks-Oseretsky Test of Motor Proficiency	4.5-14.5세에서의 운동 기능 발달 (46개 항목)
Gross Motor Function Measure	5세 아이를 기준으로 한 뇌성마비 및 다운증후군 환아에서의 대운동 기능
Gross Motor Performance Measure	뇌성마비 환아의 동작 평가 (20개 항목)
Peabody Developmental Motor Scale, 2nd ed	출생부터 6세까지 소아에서의 대운동 및 소운동 기술
Pediatric Evaluation of disability Inventory	6개월-7세에서의 운동성, 개인위생 및 사회적 기능
WeeFIM(Functional Independence for Children)	장애를 지닌 소아의 시간에 따른 변화

뇌졸중-특이적 결과 평가 도구

검사	평가 항목
Action Research Arm Test	뇌졸중 후 상기 기능: 4개의 세부척도
Canadian Neurological Scale	뇌졸중 급성기 이후의 신경학적 상태: 의식수준, 운동기능 및 반응
Chedoke-McMaster Stroke Assessment	뇌졸중 후 장애 및 장해
Emory Functional Ambulation Profile	뇌졸중 후 보행 능력의 평가
Frenchay Arm Test	뇌졸중 후 팔 기능 회복

(다음 페이지에 계속)

뇌졸중-특이적 결과 평가 도구 (계속)

검사	평가 항목
Fugi-Meyer Assessment of sensorimotor Recovery after Stroke	뇌졸중 후 회복
Motor Assessments Scale	뇌졸중 후 운동기능 회복
Stroke-Adapted Sickness Impoact Profile	QOL post CVA
Stroke Impact Scale	뇌졸중 후 기능적 평가
Wolf Motor Function Test	외상성 뇌손상 및 뇌졸중 환자에서 15개의 상지 동작의 속도 측정

기타 결과 평가 도구

균형	Activity-Specific Balance Confidence Scale	균형을 잃지 않는 자신감의 평가: 16개 항목 척도
	Berg Balance Scale	14종류 자극시의 자세 균형/유지
	Functional Reach Test	균형
우울증	Beck Depression Inventory	우울 증상 및 기능
영양 평가	Diet Habit Survey	포화 지방, 염분 및 복합 탄수화물 섭취
	MEDFICTS(meat, eggs, dairy, fried foods, baked goods, convenience foods, table fats, snacks)	식이성 지방 섭취
통증 평가	Numeric Pain Rating Scale	근골격계 질환 환자에서의 통증 정도
	Visual Analogue Scale for Pain	환자의 통증 자각; 활동시 사용

Modified from Rothstein, Roy, & Wolf: The Rehabilitation Specialist's Handbook, Table 8-3, FA Davis, 2005.